孩子少生病，
找对**42**个穴位
就够了

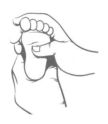

陈 红◎著

CS 湖南科学技术出版社 博集天卷 CS-BOOKY

图书在版编目（CIP）数据

孩子少生病，找对 42 个穴位就够了 / 陈红著 . 一
长沙：湖南科学技术出版社，2019.1
ISBN 978-7-5357-9991-3

Ⅰ . ①孩… Ⅱ . ①陈… Ⅲ . ①小儿疾病—穴位按压疗
法 Ⅳ . ① R244.15

中国版本图书馆 CIP 数据核字（2018）第 247179 号

上架建议：大众健康◎儿童保健

HAIZI SHAO SHENGBING, ZHAODUI 42 GE XUEWEI JIU GOULE

孩子少生病，找对 42 个穴位就够了

著　　者：	陈　红
出 版 人：	张旭东
责任编辑：	林澧波
监　　制：	蔡明菲　邢越超
策划编辑：	李彩萍
特约编辑：	尹　晶
营销支持：	张锦涵　傅婷婷　文刀刀
封面设计：	刘红刚
版式设计：	李　洁
内文排版：	百朗文化
出版发行：	湖南科学技术出版社
	（湖南省长沙市湘雅路 276 号　邮编：410008）
网　　址：	www.hnstp.com
印　　刷：	北京天宇万达印刷有限公司
经　　销：	新华书店
开　　本：	875mm×1270mm　1/16
字　　数：	150 千字
印　　张：	13
版　　次：	2019 年 1 月第 1 版
印　　次：	2019 年 1 月第 1 次印刷
书　　号：	ISBN 978-7-5357-9991-3
定　　价：	42.00 元

若有质量问题，请致电质量监督电话：010-59096394
团购电话：010-59320018

Contents 目录

PART 1 孩子生病，
医生只需稍微助力

PART 2 中医治病，
吃药只是下策

PART
3 小儿推拿既能治病，
也是对孩子的身心安抚

PART
4 孩子的十四大常见病状

Contents 目录

PART 5 可以强身防病的日常推拿

PART 1

孩子生病，
医生只需稍微助力

6 岁的孩子为什么会尿出那么大的结石？

一个 6 岁的孩子，因为感冒发烧，到医院输液治疗，发烧治好了之后却开始肚子痛，紧接着又莫名其妙地出现了肾衰竭！难不成一场感冒就引出肾衰竭了？倘若不是感冒，那是什么原因导致的呢？经手治疗这一患儿的南京鼓楼医院的孙西钊教授意外地发现，孩子的肾病居然是结石在作怪！他通过媒体就此报道了我国首例抗生素结石病例，导致孩子得肾结石的罪魁祸首就是现在应用极广的头孢类药物——头孢曲松钠！

2012 年 3 月底，家住兴化农村的 6 岁男孩斌斌发烧、咳嗽，乡卫生院的医生每晚到斌斌家里为他进行头孢类药物输液，连续输液到第 5 天时，斌斌喊肚子疼，且吃什么东西都吐，于是家长赶快带孩子到县医院进行抽血化验、做 B 超，一系列检查过后，得出的结果是，医生怀疑孩子得的是结石。孩子当天就被转院到南京市儿童医院，在那里孩子被确诊为"右侧输尿管中上段结石"。住院治疗 5 天后，斌斌终于排出两颗鱼眼睛大小的石头——这是随后刊发在各类媒体上的新闻报道。

6 岁的孩子怎么会有这么大的结石？孙西钊教授在实验室中发现的结果令大家大吃一惊，他们曾分析过 8970 多例结石，这竟然是从未见过的一种新型结石，其成分居然是头孢曲松钙！是过度使用头孢曲松钠所致。头孢曲松钠是第三代头孢菌素类抗生素，是我们的常用药，平时孩子常吃的罗氏芬、菌必治都含有这种成分。

为了进一步验证，孙教授又研究了新收到的山西省医科大学附属医院送检的结石，样本来自当地一名年仅 1 岁的孩子，孩子此前也应用了多天的抗生素，其体内也是头孢曲松钠结石。

实验研究发现，与治疗剂量相当的头孢曲松钠在尿中解离后可与游离的钙离子发生置换，结合成为头孢曲松钙，进而形成针尖状晶体，这种晶体相互聚集后体积增大，足以堵塞肾小管，造成晶体附着和滞留，而后逐步形成临床结石。由于儿童的肾小管比成人细，所以更易导致结石。

孙教授说，国外几年前就有这方面的报告，根据两项临床前瞻性的研究，使用头孢曲松钠所致的儿童尿路结石的发生率分别为 1.4% 和 1.7%。但国外抗生素使用是非常严格的，这样的病例非常罕见。国内目前滥用抗生素的现象相当普遍——使用剂量过大，用药时间过长。由此可以推测，患头孢曲松钠结石的病例肯定不止这么几例，而且发生率还在逐渐升高。

六成孩子尿液中含有抗生素

孩子比大人更容易生病，这是自然规律，通俗地讲，是因为孩子身体各个方面的机能尚未发育完全，抗病力不足。从中医方面来说，是因为负责抵御疾病的"气"还没有成熟。中医里面认为小孩子"肺、脾、肾"是不足的。"肺"比较娇嫩，它容易受邪气的侵袭。"肾"是先天之本，就是说它是父母提供给孩子的、与生俱来的，是生命之源。"脾"是后天之本，之所以叫后天之本，意思就是"脾"

孩子比大人更容易生病，这是自然规律，通俗地讲，是因为孩子身体各个方面的机能尚未发育完全，抗病力不足。从中医方面来说，是因为负责抵御疾病的"气"还没有成熟。

提供给人在被生下来之后生长发育所需要的主要营养物质，要随着增龄、发育才能逐渐健壮。在脾气强壮之前，孩子就容易生病，所以孩子的问题多是起因于脾气虚。

既然如此，某种程度上说，孩子容易生病，应该属于"自然现象"或者是情理之中的事，这是由孩子自身的生理、病理特点决定的。但遗憾的是，中国的家长甚至部分医生都没能充分意识到这一点。孩子对自身的感受不能准确表达，每当小孩生病，家长都如临大敌，于是就有了中国特色的药物滥用，特别是最常见的抗生素。

据《中国青年报》2015 年的报道，复旦大学公共卫生安全教育部重点实验室卫生化学周颖副教授课题组与该院流行病学赵琦副教授课题组合作，历经一年，通过对上海、江苏和浙江的 1000 多名 8 ～ 11 岁学校儿童尿中抗生素的生物监测证实，该地区的儿童尿中普遍暴露出多种抗生素。

课题组通过连续收集、分析随访儿童的晨尿发现，1 种以上抗生素在尿中被发现的频率为 58.3%，2 种及以上抗生素或抗生素类别在尿中同时被发现的频率分别为 26.7% 和 23.5%，甚至在一份尿样中最多能同时检测出 4 类 6 种抗生素，尿中抗生素总浓度之和在每毫升 0.1 ～ 20 纳克之间的尿样占 47.8%，部分尿样抗生素浓度甚至超过每毫升 1000 纳克。

这个结果表明：苏浙沪地区儿童尿液中普遍暴露出低剂量抗生素，而这只是中国儿童抗生素使用状况的冰山一角。课题组认为，这种广泛暴露的状态，可能会加重细菌的耐药性，从而威胁临床治疗，也可能对儿童的生长发

育与人群健康造成潜在的危害。相关研究也在 4 月 1 日发表于国际著名期刊
《环境科学与技术》杂志中。

抗生素滥用的结果，大而言之，可能加重细菌的耐药性，从而威胁重
要的临床治疗，甚至会培养出有"金刚不坏之身"之称的"超级细菌"，
它们可以做到"百药不侵"，未来我们很可能会因为细菌耐药力极强而无
药可用。

小而言之，就是针对每个孩子自身的生长发育的影响也是显而易见
的，已有研究发现抗生素的过度使用可能与炎症性肠道疾病、儿童哮
喘、肥胖和肿瘤形成等有关。更加具体点说，我国有超过 30 万 7 岁以
下儿童因为不合理使用抗生素而造成耳聋，其在聋哑儿童中占比高达
30% 至 40%。

所谓抗生素滥用，指的是超时、超量、不对症使用或未严格按照规范使
用抗生素。

我国是世界上抗生素滥用最严重的国家之一，在一次国际抗生素的学术
大会上，曾经针对中国人抗生素滥用的问题，发了会议的"号外"，由此可
想问题严重之程度。在我国的住院患者中，抗生素的使用率达到 70%，是欧
美国家的两倍；外科患者则几乎人人都用抗生素，比例高达 97%，几乎成了
病人甚至医生眼中的"消毒剂"，而让人担忧的是，我国儿童使用抗生素的
比例更高于成人！

但是，孩子，特别是新生儿和婴幼儿，各种生理功能不健全，尤其是肝
脏对药物的解毒作用、肾脏对药物的排泄能力，都比成年人低下，血脑屏障

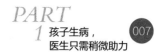
发育尚未完善，仅仅这三个特点，就足以导致孩子肝脏肾脏和大脑受到损害，而孩子本身对疾病乃至药物滥用引起的毒副作用的感受主诉不明确、说不清楚，很容易造成医生的判断失误或漏诊，因而很可能导致在原本疾病的基础上，再次酿成药源性疾病。

哪些药物最容易被医生和家长滥用？

| 1 | 抗生素

抗生素就是我们平时说的抗菌素、消炎药，这是很多家长眼中的"镇店之宝"，他们觉得，宝贝生病发烧，就是有细菌病毒在作怪，抗生素、消炎药不就是治它们的吗？那肯定"包治百病"！所以，只要孩子发烧、咳嗽、拉稀，就会要求医生给孩子用抗生素，有的家长甚至因为医生没有开出他们心中的"好药"而不满，从而引起医疗纠纷。

据统计，在治疗上呼吸道感染或普通感冒时，使用抗菌药者高达 99%。20 世纪 90 年代统计，我国已有 180 万聋哑儿童，60% 以上是由于不合理用

药所致，此种情况竟然还以每年 2 万～4 万的人数递增。这些
聋哑儿童主要是因抗生素致聋的，其中氨基糖苷类，比如庆大
霉素、卡那霉素等，占了 80%。

事实上，孩子生病，包括来势
汹汹的发烧，很多时候未必是因为
感染，即便是感染，如果是病毒感
染，抗生素、消炎药对病毒也是无效
的。比如婴幼儿感染性腹泻，有 62.

> 事实上，孩子生病，包括来
> 势汹汹的发烧，很多时候未
> 必是因为感染，即便是感染，
> 如果是病毒感染，抗生素、
> 消炎药对病毒也是无效的。

8%～63.4% 为轮状病毒和肠产毒性大肠杆菌感染。这种腹
泻使用抗菌药既不能缩短病程，也不能减轻腹泻症状，相反，
还会导致耐药菌株和二重感染的情况产生。

喹诺酮类抗生素，就是名字里有"沙星"二字的消炎
药，进入我国仅仅 20 多年，目前还在临床上普遍应用，但
细菌对这个药的耐药率已经达到 70%。事实上，早已经有
实验研究显示，这类药物可引起幼年狗及其他哺乳动物的骨
关节，特别是负重的关节的软骨组织损伤。为此，美国医学
文献已明确提示 18 岁以下的患者不做推荐，包括国内的某
些专著和药品说明书，也同样提示禁用于幼儿或未成年人。
但是，我国临床的实际情况是：18 岁以下的患者的使用率很
普遍，而且用量偏大。

| 2 | 解热镇痛药

解热镇痛药最常用，因为它能退烧，就是俗称的"退烧药"。而孩子感冒发烧最常见，家长一看体温升上去了，马上就慌了，立刻就要给孩子吃药退烧，觉得退烧就是治病，烧退了病就好了，这是最常见的错误认识和错误的治疗轨迹。事实上，很多时候，发烧的弊端都没有退烧药的弊端大，服药的效果很可能弊大于利。

阿司匹林是最常用的解热镇痛药，它是伤胃的，这一点人所共知，所以现在长期服用阿司匹林预防血栓的成年人，服用的都是"肠溶性"的，就是为了规避其伤胃的副作用。但即便如此，仍旧难以避免其通过胃肠时对胃黏膜的刺激甚至烧灼。

孩子的胃内酸度低，胃排空迟缓，药物吸收慢，他们服用这类药物，就比成年人更容易在胃内形成黏膜糜烂，因为药物在胃里停留的时间比成人要长。现在已经做了父母的人可能有经验，很多人知道自己的胃不好，就是因为小时候为了退烧、为了治疗腿疼等，吃多了这类药物留下的后遗症。

非但如此，国外有关资料表明，给发热儿童使用阿司匹林，与瑞氏综合征的发生有密切关系，这个问题已经被当下的国内医生认识到了。

瑞氏综合征是一种急性脑病合并内脏脂肪变性综合征，多继发于感冒、水痘等病毒感染，在英国，16 岁以下的儿童发病率为 3% ~ 7%，其中病死率为 50%，即使幸存，一部分人也会留下中枢神经系统后遗症。究其原因，都是阿司匹林滥用造成的。

除了阿司匹林，对乙酰氨基酚属乙酰苯胺类药物，也是孩子常用的退烧药的一种，在我国已公布的非处方药目录中，有近百种抗感冒药或解热镇痛药中含有对乙酰氨基酚。

这种成分，口服吸收后，可以产生具有肝肾毒性的物质。如果长期或过量服用，可以导致包括肝肾衰竭、肝性脑病、酸中毒、脑水肿、昏迷、低血糖、低血压，甚至死亡。特别是 3 岁以下小儿及新生儿，因其肝肾功能发育不全，如过量使用，极易出现肝功能损害和急性肾功能衰竭等。

央视曾经报道，2010 年 11 月 26 日，在"北京儿童用药安全国际论坛"上，来自美国和英国的儿童专家，及全国近百位儿科学者提醒，在儿童发热用药的选择上需慎用"尼美舒利"，该药对中枢神经和肝脏造成损伤的案例时常出现。

国家药品不良反应监测中心的报告显示，尼美舒利在用于儿童镇痛发热的治疗上已出现数千例不良反应事件，甚至有数起死亡病例。在央视预警后，山西省药品不良反应监测中心相关人士也证实，从 2004 年至今，该中心共接到解热镇痛类药物的不良反应报告多达 3300 例，多起不良反应案例涉及儿童。其中，被重点关注的儿童退热药尼美舒利发生了 86 例。

| 3 | 激素

激素，即便不是孩子，成年人也会闻之色变，都知道激素会让人发胖，吃了会停不下来，但是，在很多基层医院，孩子使用激素的现象却很常见，有的医疗机构甚至将激素作为退热药常规应用。原因之一就是，家长看到孩子发烧，心急，要找特效的退烧药，而各种输液时用到的带"松"字的药物，就是能使体温迅速下降的"特效药"，其实就是糖皮质激素。

必须承认，用了激素之后，真的能产生"一针灵"的效果，烧很快就退了，所以很多家长到了北京之后，甚至抱怨这里正规的大医院，怎么治感冒发烧的本事还不如小医院呢？在老家的医院，一针下去孩子的烧就退了呀！道理很简单，因为老家的医院用了激素，而激素产生的效果是"粉饰太平"。

通俗地讲，发烧，是身体里的免疫细胞与外来的细菌病毒在搏斗。发烧时，白细胞计数升高，属于战斗中的现场战果，不是坏事。相反地，细菌病毒进入身体之后，身体不发烧，白细胞计数也不升高，那倒麻烦了，等于身体束手就擒了。

> 发烧，是身体里的免疫细胞与外来的细菌病毒在搏斗。发烧时，白细胞计数升高，属于战斗中的现场战果，不是坏事。相反地，细菌病毒进入身体之后，身体不发烧，白细胞计数也不升高，那倒麻烦了，等于身体束手就擒了。

而激素的错误使用，产生的就是让白细胞等免疫细胞不战斗，束手就擒的效果。因为激素让身体的卫兵——免疫系统先投降了，所以仗也就打不起来了，身体自然也就不会发热了。但由此会引发什么？

首先，病毒细菌仍旧存在。并不因为你不出兵打它，它就不攻击你了，只不过是在你没什么感觉的情形下悄无声息地伤害你的身体，属于"暗算"。更麻烦的是，激素可以抑制蛋白质的合成，也就是说不仅你的免疫系统投降了，激素还会使你的免疫功能降低，这样一来就会使病程延长，甚至会因为激素的错误使用，导致胃肠出血、高血糖、股骨头坏死、感染失控等。如果无端地长期反复使用激素，之后又突然停用，还会使病情反跳性加重，致使病人激素依赖，由此进入远比发烧要严重得多的恶性循环。

｜4｜微量元素和维生素

维生素和微量元素是身体生长发育和维持健康的要素，这一点所有家长都知道，他们甚至将这两种药物当作补药，总觉得经常补一点可以帮助孩子健康成长，有益无害。事实上，这类药物必须根据身体需要服用，如果滥用和长期过量使用，同样会产生毒副反应。

> 维生素和微量元素是身体生长发育和维持健康的要素，这一点所有家长都知道，他们甚至将这两种药物当作补药，总觉得经常补一点可以帮助孩子健康成长，有益无害。

例如微量元素锌，因具有保护细胞和组织的完整性、调节炎症细胞的功能，被临床作为营养不良的强化治疗药，但毕竟是微量元素，这个"微量"很关键，所以当补充的浓度过高时，就有损害巨噬细胞功能的可能。

防治佝偻病时使用的维生素 D，如果使用过量，例如过量地口服浓鱼肝油丸，同时又肌注维生素 D，会使体内维生素 A、维生素 D 浓度过高。这些维生素都是脂溶性的，不像维生素 C 是水溶性的，就算吃多了，通过小便还可以排出去，脂溶性维生素的排出过程很慢，长期下去孩子会出现周身不适、胃肠反应、头痛、骨及关节压痛、高钙血症等慢性中毒症状。

| 5 | 增高药

卫生部资料显示，2010 年，我国 5 岁以下儿童生长迟缓率比二十年前下降了 70%。也就是说，随着生活水平的提高，孩子不长个、个子矮的问题已经明显改善。

但不少家长还是觉得自己的孩子长得不够高，一旦发现自己孩子的身高低于同龄人，就开始着急——其中的很多判断是情感所致，未必是真的孩子的个子矮。但随着这种心理需求的扩大，市场上宣称能帮助孩子迅速长高的各种药物也多了起来，家长也心甘情愿地为各种名目的"增高药"买单。事实上，这种药物并无神奇，最好的也就是生长激素类的，但即便是真的含有生长激素，也绝对不是对谁都有效，如果错误使用，还有潜在的隐患。生长激素能让孩子增高的原理是，它可以对软骨细胞的分裂增殖有显著的促进作用，因此对由生长激素缺乏引发的矮小症有明显疗效。但并不是每个个子矮的孩子都是因为生长激素缺乏,判断必须要在医院进行体内生长激素的激发试验,进而得出结论。

青少年矮小症可能是由遗传、内分泌、营养和代谢等多种因素导致的。临床医学研究表明:真正确诊为生长激素缺乏症的患者在全部矮小症患者中,所占比例并不大。上海复旦大学附属儿科医院内分泌科对 523 例身材矮小儿童的病因分析显示:其中只有 115 例患有生长激素缺乏症,大多数矮小症患者,根本就没有必要使用生长激素进行治疗。

如果孩子的骨骺已经闭合,还大剂量、长时间地使用生长激素,那就会像一座大楼,已经封顶了,还一定要把额外的水泥沙子用进去,那就只能盖出一座畸形的楼。这种已经"封顶"的孩子,会因为错误地使用了生长激素而出现类似"肢端肥大症"的现象,不仅个子长不高,而且手脚偏大,骨骼变得异常粗壮,样貌看起来非常古怪,这就是因为生长激素无用武之地,只能在骨头上乱做文章,身体就被"催"得异常粗壮了。

PART

中医治病，
吃药只是下策

2

40℃的高烧，就靠推拿退了下来

6 年前，我跟着山东张素芳老师学习小儿推拿，张老师是山东中医药大学的教授，是全国名老中医中少有的专业从事小儿推拿的医生，我和她出门诊的时候，眼见着一个推拿的笃信者——用现在话讲应该是"铁粉"了，张老师就是单纯靠推拿，把她们带来的孩子的高烧退下来的。

这是个 2 岁的男孩，发烧 40 摄氏度，医院已经诊断为肺炎了，自然要吃药，甚至输液。当时，正是"毒胶囊"事件闹腾得最厉害的时候，家长特担心孩子赶上毒胶囊，肺炎没治好再"服了毒"，又加上孩子的姥姥、妈妈之前都是张老师的病人，被张老师治好的，于是就抱着高烧的孩子来了。

农村人结婚早，孩子姥姥才 50 多岁，她小时候因为高烧不退找张老师，张老师就是用推拿把烧退了。到了孩子妈妈这一辈，发烧也是常有的事，姥姥又把妈妈带到张老师这里，也是靠推拿把高烧退了。现在轮到自己的外孙子，她们又找到了张老师，认定张老师肯定能治好。

但这次张老师一开始没接，因为孩子烧得太高了，而且验血发现白细胞计数已经 2 万了，正常范围值应该在 1 万以下，很显然，这就是严重的细菌感染，是很严重的肺炎。也难怪医院要给孩子输液，而且输液已经是必需的治疗了，所以张老师建议她们赶快带孩子去输液，别耽搁了。谁想，这母女俩铁了心不吃药，非要指望张老师推拿。诚心切切加上孩子烧得很重很急，张老师顾不上再客套劝说，马上开推。

当时我就在边上，看着张老师用了推脊、水底捞明月、退六腑等手法。

清朝的一本小儿推拿典籍《幼科秩镜》中形容水底捞明月、六腑这两个穴位（为表述方便，本书未对穴位和手法严格区分——编者注），类似我们吃的中药里犀角与羚羊角的效果，能起到清热凉血、解毒定惊的作用。推脊是张老师常用的退热手法，一般的医生通常用手指指腹自孩子脊柱从上往下推，但是遇到发烧温度过高、病情严重像这个孩子这样情况的，张老师果断用的是手掌面推，这样清热的力量非常大，再配合水底捞明月、六腑这两个退烧时最给力的穴位，退热力量非常大，对于高热不退的孩子正合适。

就是靠对这几个穴位的推拿，愣是一片药没吃，一针没打，孩子的体温一天一天降下来了，而且白细胞计数也从最初的 2 万，显示降到了 1.5 万，后来又是 1.3 万，最后完全恢复正常。孩子那么严重的肺部炎症，真是完全靠推拿治好了！

因为孩子的病有个特点，就是变化快，刚才还好好的，说严重就严重，特别是像发烧这类急病，因为孩子的神经系统没发育完全，发烧最容易生变，比如惊厥，而惊厥又可以引发其他问题，总之都是可以瞬间就危及生命的。

发烧属于急病，在人们眼中是难治的病，特别是中医治疗，因为中医始终给人"慢郎中"的感觉，治疗急性病远不如西医，西医往静脉里输液多快呀?！但是，偏偏就像小儿推拿这种不疼不痒的治疗，却能对急病起奇效。像张老师这样大师级的名医，

> 发烧属于急病，在人们眼中是难治的病，特别是中医治疗，因为中医始终给人"慢郎中"的感觉，治疗急性病远不如西医，西医往静脉里输液多快呀?！但是，偏偏就像小儿推拿这种不疼不痒的治疗，却能对急病起奇效。

都有类似神奇的经历，而且是不胜枚举的，只不过我亲眼看到了这一例，而另一位小儿推拿的名医李德修，也是因一"推"而成名。

那是 1962 年，有个 6 岁的孩子发高烧，怎么诊断的没有明确记载，可当时确实用了能退烧的所有药物和治疗办法，但是烧还是持续不降，孩子烧得奄奄一息了，医生也实言相告，让家长给孩子准备后事。

家长最终无望，把儿子的棺材都准备好了。这个时候有人帮他们找到了专门从事小儿推拿的李德修，对李老来说，这个孩子也算是他见到的重病患者了，找到他时，已经没有

任何可以推脱的理由了，说难听点，再不治，孩子就进棺材了，李老只能尽力一搏。

一般的推拿治疗，每个孩子每天推 20 分钟，但是这个孩子是急病、重病，只能特事特办，李老一连推了 7 个小时，7 个小时不间断地守在孩子身边推，结果，愣是把已经半死不活的孩子从死神手里抢了回来。2 天后，孩子烧退了，苏醒了，从那以后李老成了小儿推拿的名医，中国特有的小儿推拿疗法再次显现了它的神效！

孩子生病为什么来得快去得也快？

"是药三分毒"，这是中国的民谚，人所共知。对医生来说，早就有个他们潜意识就会认真执行的铁律："能吃药不打针，能打针不输液。"包括国家卫生和计划生育委员会，也通过权威渠道，向社会发布过用药应遵循的法则："能不用就不用，能少用就不多用；能口服不肌注，能肌注不输液。"

这些都提示一个问题——吃药，或者说不管什么形式的用药，都是要到身体不能自我调节、非药物因素不能扭转的时候去用。医学发展到任何时候，吃药都是治病的下策，除了"是药三分毒"的原因，药物的调节毕竟是一种外力的干预，很容易用力过大！而治病，最好采取"四两拨千斤"

这种事半功倍的办法。特别是孩子，他们的很多疾病仅仅是功能失调而已，不是器质性病变。

从患病的角度看，孩子的体质弱，免疫力不如成年人，但这只决定了他们感染的机会多于成年人，一旦真的染病、得病，病情的性质都是相对单纯的。之前，中东呼吸综合征在亚洲出现，这种病和非典一样，都

> 从患病的角度看，孩子的体质弱，免疫力不如成年人，但这只决定了他们感染的机会多于成年人，一旦真的染病、得病，病情的性质都是相对单纯的。

是严重的传染病，而且来势汹汹。但是，传染科的医生在回忆以及介绍这两种疾病时发现，无论是之前的非典，还是现在的中东呼吸综合征，孩子虽然是易感人群（因为他们免疫力低于成年人），但是如果孩子感染了，痊愈的机会却比成人大很多，恢复得也很快，脱离危险的首先也是孩子。为什么？这也是因为孩子的免疫系统不健全，和病毒细菌见面打仗时，自己力量"寡不敌众"，所以没打几下就打败了，因此，"战场"的面积比成年人和细菌病毒"激战"时要小，对身体的伤害也相对较小。而成年人，很多疾病无论是发生还是加剧，都是因为自己的免疫力足够强，和外邪全力拼杀，打得你死我活的，虽然到最后取胜了，但是战场上尸横遍野，身体也赔上了。

细菌病毒与免疫系统厮杀的这个"战场"，就在我们的身

体里，战场大，对身体的损伤就大，
反之则小，这也是孩子生病好得快
的原因。因为免疫力弱，早早就认尿
了，但恰恰是这个"认尿"，对自己
身体起了保护作用，如果这个时候，

细菌病毒与免疫系统厮杀的这
个"战场"，就在我们的身体
里，战场大，对身体的损伤就
大，反之则小，这也是孩子生
病好得快的原因。

无论是家长还是医生，出于好意，一定要通过药物帮助孩子，
有可能就会使战场扩大，之前说的药源性疾病，甚至一些医源
性疾病，就会因此发生。从孩子健康的客观效果上看，等于是
好心办坏事了。

除此之外，孩子的心理对身体的影响也比较小，这也有利于
疾病的治疗和恢复。

人之所以会生病，和心理情绪有很大关系。这一点，从
古人造"病"这个字的结构上就可以看出来，"病"字的下面
是个"丙"字，"丙"在天干地支中和心相对应，"疒"代表
疾病，之所以造字的时候把代表心的"丙"字放在"疒"下
面，是因为古人早就意识到心理因素和身体的关系，和疾病
的关系。

因为人的情感和大脑皮层有直接联系，大脑皮层是全身的
最高统帅，是大脑这个"司令部"中的"司令"，不仅关乎情
感，也关乎内分泌。因为内分泌的全称应该是"神经内分泌"，
这就是说，负责分泌各种激素的内分泌系统，和神经以及精神

活动是有关系的。神经活动过度或者异常，直接会影响内分泌的激素水平，这个内分泌，不仅是和性、生殖有关的激素的内分泌，还涉及很多器官的功能，比如胰岛的功能，甲状腺的功能，等等。这也是成年失眠者无论从身体还是面色都容易出现病态的原因。

因为他们缺少睡眠，又总是活动心眼，心思很重，大脑皮层就总是在活动中，累晕了的"司令"就要向下属发"昏招"，直接被"昏招"指使糊涂了的，首先就是内分泌系统，它因此会错误地分泌激素，包括甲状腺素、胰岛素乃至性激素。比如，女性月经和情绪关系最密切，暴怒一次或者大哭一场，这个月的月经就可能不按时来了。总之，情绪会参与到身体的各个系统中，在疾病的发生中起诱发作用，助纣为虐，也使病情变得复杂。

但是，孩子比照大人，心理问题还是少的，他们的情感单纯，就算有哭有笑，也是很快就过去了，不足以对大脑皮层构成伤害性刺激，因此也就对内分泌系统无太大影响。更重要的是，孩子还没有开始发育，性还没有成熟，也就少了雌雄激素等性激素在疾病发生过程中添乱，这些都是孩子的病更简单的原因。

在这种情况下，孩子不是不生病，而是生病后治疗起来相对简单，来得快去得也快。打个比喻，任何生命的生长过程，都像小草似的，难免会遇到飞来石块的挤压，由此影响小草的生长。这个时候，最简单也最迅速的办法，就是把石块拿开，恢复小草的自然状态。就算石块挤压的时间稍微长一些，拿开石块后，稍微扶植一下有些长歪的小草，使它恢复常态，治疗也就完成了。而任何过度治疗，都难免会造成

> 任何生命的生长过程，都像小草似的，难免会遇到飞来石块的挤压，由此影响小草的生长。这个时候，最简单也最迅速的办法，就是把石块拿开，恢复小草的自然状态。就算石块挤压的时间稍微长一些，拿开石块后，稍微扶植一下有些长歪的小草，使它恢复常态，治疗也就完成了。

拔苗助长的偏差，甚至会人为地扩大战场，增加对孩子身体的伤害，这都是为孩子治病时的大忌。而小儿推拿正好避免了这一点，因为小儿推拿的过程，不对身体增加任何外界元素的补充，只是通过推拿，唤起并激发诱导身体的潜能，或者是将之前阻碍配合协调的结打开，使器官组织之间配合和谐，潜能激发了，配合有度了，孩子的身体也就自然好了。

孩子体质的七大特点

　　中医治病，无论对孩子还是对大人，都讲究辨证论治，根据每个人的具体情况遣方用药，包括选择推拿的不同手法。因此不仅要对疾病的性质有所分辨，还要对得病孩子的体质有所了解。因为很多疾病的性质变化，是与一贯的体质相关的。比如一个热性体质的人，就是着凉感冒了，也会很快化热，孩子更是如此。此时小儿推拿就显得特别重要，它是有保健预防作用的。保健预防针对的就不是疾病，而是体质，就是要纠正那些体质中的偏颇，避免人从健康变成"亚健康"，再变成不健康，所以了解孩子的体质特点很重要。

　　需要说明的是，中医的五脏六腑，不是西医的五脏六腑，中医说的心肝脾肺肾，和我们通过照射 X 光片、做 B 超看到的实质性脏腑不是同一个东西，甚至可以说，中医的五脏六腑不是实质性的，不具体指一个器官，而是一系列器官组织的功能的总称。通俗地讲，中医的五脏六腑，涵盖的内容比西医的五脏六腑要广，这是所有想了解中医的人，先要搞清楚的问题。

具体到孩子，因为处在生长发育初期，他们的五脏功能也就与成年人不同，强弱虚实各有不同：

| 1 | 脾常不足

中医把"脾"定为"后天之本"，同时又是"生化之源"。

这就意味着两件事，首先，孩子的脾是不足的，要随着增龄、后天的长大而逐渐强健起来。其次，既然是生化之源，就意味着身体的营养吸收是由脾决定的。

> 孩子的脾是不足的，要随着增龄、后天的长大而逐渐强健起来。既然是生化之源，就意味着身体的营养吸收是由脾决定的。

孩子生机旺盛，发育迅速，但与吸收消化相关的脏腑的功能还很稚嫩，承担了比成年人相对重的吸收负担，因此不能满足孩子快速生长的需要。这个时候，如果家长在喂养的时候，"乳食不知自节，择食不辨优劣"，换句话说，就是家长的喂养不得当，很容易让孩子加重脾虚，所以孩子最容易"脾常不足"。

孩子的体型有个特点，就是肚子大，再瘦的孩子也是大肚子。有的孩子"疳积"严重，更是"细脖大脑壳"，这种情形要到上学前后才消失，肚子才缩回来。何以如此？就是因为孩子脾不足。

中医讲，脾主肌肉，脾不足的时候，肌肉就是无力的，包括肚子上的肌肉，因为这里的肌肉无力，束缚不住内脏，内脏就膨出来了，孩子的大肚子就是这么形成的。疳积的孩子都是脾不足很严重的，他们的肌肉就更无力，肚子自然也就更大。到了上学前后，随着年龄增长，脾气逐渐强健了，肌肉有力量了，也就把内脏约束住了，肚子就缩了回去。由此可见，脾虚、脾不足是孩子的常态，这是无论治疗还是养育过程中都需要注意的。明白了这一点，至少要避免不必要的人为伤脾，比如饮食的过饱或者过饥都是最典型的伤脾行为。

除了这个先天的因素，下面还要谈到孩子的另一个特点，就是"肝常有余"。在五行中，木是克土的，而肝属于木，脾属于土，肝是克脾的，"肝常有余"的结果就是很容易使脾受克抑，脾就更容易虚。

2 肝常有余

中医的肝，不是我们得肝炎的肝，而是一组器官组织功能的总称，而且比脾解释起来更复杂一些。简单地讲，中医的肝，主人体的"生发之气"，而且应"少阳春木"。它的这两个特点，就决定了孩子容易"肝常有余"。

所谓"生发之气"，其实指的是孩子旺盛的生命力，像春天的树木一样，蓬蓬勃勃的，这个生长之势在孩子来说就比成人要旺盛，这是自然的，是新生命之必需。加之孩子的脾气容易虚，阴血还来不及产生足够的量，肝血是相对不足的，这样就无法制约与肝血相对应的肝气，这就使孩子更容易肝气有余。

> 所谓"生发之气"，其实指的是孩子旺盛的生命力，像春天的树木一样，蓬蓬勃勃的，这个生长之势在孩子来说就比成人要旺盛，这是自然的，是新生命之必需。加之孩子的脾气容易虚，阴血还来不及产生足够的量，肝血是相对不足的，这样就无法制约与肝血相对应的肝气，这就使孩子更容易肝气有余。

肝气有余的表现就是孩子生病之后，转变得很快，即便不是大病，只是发烧感冒，但如果治疗失当，体温太高，孩子很容易就出现抽搐、惊厥的问题，这是孩子的一大特点，也是肝气有余的具体表现。但凡抽风这类发展迅速的疾病，中医都归结为"风"，因为它们像风一样变化快，借着孩子旺盛的长势而发病。所以，孩子无论是治病还是保健，都要突出对肝气的疏解，甚至要经常清清肝火，也是为了防止惊厥这类急病的演变。

| 3 | 肾常虚

中医讲，脾是"后天之本"，肾是"先天之本"，它们的"职称"是有差异的。

打个比方，如果把我们的身体比作一棵树的话，树根就是中医说的"肾"。孩子是小树，树根自然也没有大树那么茁壮结实。树根和树身一样，都是要逐渐长大的，在树苗发育初期，需要树根源源不断激发的能量维持生长。同样，肾是孩子的先天之本，孩子的生长发育需要肾气的推动，这对肾气的需求就很大，所以，孩子常常是肾虚的，但这在孩子不是病，是自然状态。

> 肾是孩子的先天之本，孩子的生长发育需要肾气的推动，这对肾气的需求就很大，所以，孩子常常是肾虚的，但这在孩子不是病，是自然状态。

而老人会因为衰老而变得肾虚，人生的两头，一个是刚出生，一个是即将死亡，都是肾虚的。不同的是，前者的虚是因为还没充盛，还没长大；后者的虚，是因为已经快消耗殆尽了。这也是很多中老年人补肾的药物最初是儿科药的原因，比如最常用的六味地黄丸，最初是给那些因为肾虚而发育迟缓的孩子服用的，包括走路晚、囟门不闭。

孩子出生后，肾气要借助后天的营养逐渐发育强壮，中医形容这是先天之肾精，赖后天脾胃摄取的水谷之精的滋养，不断地补充和化生。这种状态会一直持续到"女子

> 肾气要借助后天的营养逐渐发育强壮，中医形容这是先天之肾精，赖后天脾胃摄取的水谷之精的滋养，不断地补充和化生。这种状态会一直持续到"女子二七""男子二八"，即女孩子14岁，男孩子16岁，肾气才真的充盛了。这个时候女孩子有了月经，男孩子开始遗精，进入青春期。

二七""男子二八"，即女孩子 14 岁，男孩子 16 岁，肾气才
真的充盛了。这个时候女孩子有了月经，男孩子开始遗精，
进入青春期。

也就是说，只要是青春期前的孩子，一般都容易肾虚，处
在"肾常虚"的状态中，虽然这不是病态，但却是中医治病保
健时必须顾及的。特别是涉及生长发育的时候，比如家长特别
关心的身高问题，经常会用到补肾的手法和药物，所以补肾是
给孩子治疗常用的办法，因为很多孩子的病起因就是肾虚。

| 4 | 心常有余

所谓"心常有余"，和前面说的"肝常有余"原理类似，
都是由于小儿阴常不足。属于木的肝和属于火的心是同一性质
的，都属于中医说的"阳"的范畴，所以心、肝之火更容易亢
奋、过多。

中医说的心，包括了精神系统，情感性情都和心有关系，孩子的心气旺盛，也是他们的发育之需。因为孩子的精神发育，在出生之后也非常迅速，突出表现在脉率、语言、智力上，一般都是以月。甚至更短的时间

> 孩子的精神发育，在出生之后也非常迅速，突出表现在脉率、语言、智力上，一般都是以月。甚至更短的时间为单位衡量的，一个月之前还不会说话，一个月之后就会叫爸爸妈妈了。

为单位衡量的，一个月之前还不会说话，一个月之后就会叫爸爸妈妈了。

有的家长还会发现，一次感冒发烧之后，孩子懂事多了，话也说得利索了，连词语都丰富了。这个现象如果用西医解释，就是因为体温升高加快了脑细胞的代谢，一次发烧等于一次突击生长；如果用中医的观念说则是，常有余的心气，助推了孩子的智力发育。

也恰恰是因为"心常有余"这个特点，在平时不生病时，孩子的性情也是喜怒无常的，所以我们形容变化多端的天气的时候才说像"孩子的脸"，说变就变。孩子一旦生病，最容易的，也是最常见的就是发烧，特别是 3 岁之前的孩子，体温高到一定程度，比如超过 39 摄氏度，很容易就会抽风、惊厥，这种情况与前面说的肝有余也有关系，时常是心火上炎、肝风浮动共同作用的结果，所以，无论是心还是肝，在孩子这里，都是要以清为养的。

| 5 | 肺常不足

肺常有不足，这一点，做家长的早就意识到了，因为孩子平时最容易因为感冒咳嗽导致肺炎，这些都是肺的毛病。之所以会如此，和肺本身的特点有关，从中医角度说，"肺为华盖"，是娇脏，小儿肺脏尤其娇弱，易受邪气侵犯。

什么意思呢？因为肺的位置最高，而且是全身所有器官中最直接与外界相通的，所以也最容易受到外邪的侵扰。这一点，包括成年人也一样，每次爆发的传染病，几乎都是呼吸系统疾病，从过去的非典，到最近的中东呼吸综合征，都是处在华盖位置的肺最先受累。

对于孩子，这种感染的概率要更高一些。因为我们之前讲的，孩子是"脾常不足"，用中医理论解释就是脾虚不能散精于肺，脾这个后天之本运化的水谷精微物质不够多，不能予以肺气过多的补充，所以肺气亦弱，卫外不固。用现代医学理论解释就是，孩子的免疫系统还没有发育成熟，还不健全，不足以抵挡外敌入侵，所以容易在肺这个"娇脏"上出问题，孩子容易出现感冒、咳嗽、肺炎喘嗽等肺系疾患。

> 孩子是"脾常不足"，用中医理论解释就是脾虚不能散精于肺，脾这个后天之本运化的水谷精微物质不够多，不能予以肺气过多的补充，所以肺气亦弱，卫外不固。

| 6 | 阳常有余，阴常不足

除了上面分属于五脏的不足与有余，孩子的体质还有一大特点，是"阳有余，阴不足"。

中医认为，任何事物都分阴阳，天地分阴阳，人体分阴阳。凡是运动的、外向的、温热的、兴奋的皆属于阳，凡是静止的、内守的、寒冷的、

> 中医认为，任何事物都分阴阳，天地分阴阳，人体分阴阳。凡是运动的、外向的、温热的、兴奋的皆属于阳，凡是静止的、内守的、寒冷的、抑制的都属于阴。人体的生命活动健康与否，都取决于阴阳是否调和，《黄帝内经》中说"阴平阳秘，精神乃治"。

抑制的都属于阴。人体的生命活动健康与否，都取决于阴阳是否调和，《黄帝内经》中说"阴平阳秘，精神乃治"。每个人身体的阴阳平衡总是在不同水平上变化的，阴消阳长，是不断动态变化的过程，孩子的阴阳更是如此。他们的阴阳，都是稚弱、不完善的，所以也更容易不平衡，阳强阴弱的特征就是他们不平衡的表现，这也是中国人带孩子讲究饿着点、冻着点的原因。因为孩子本身阳气充足，吃得过饱脾胃运化不了造成食积，食积很快会郁而化热；或者穿得过于保暖，本身孩子阳气足，不怕冷，穿多了容易造成内热。这样热邪伤阴，致使阴阳不调和，孩子就容易生病。

中医说的阳和气，指的是身体器官组织的功能，阴和血指的是身体的结构，物质基础。所谓阳常有余，阴常不足，是指孩子即便在健康状态下，阴阳相对平衡，功能活动也是有余的，而精血、津液等形体结构则不足。这也很好理解，因为身体的阴是在人的发育中逐渐成熟、完善的，孩子还小，就好像小树还没有长高，树干自然要比成年人纤弱，所以他们相对容易阴虚，就是结构不足，就是阴不足。与此同时，孩子的生长趋势却很猛，而且年龄越小，势头越猛，生长发育越快，恰似一年的春

> 中医说的阳和气，指的是身体器官组织的功能，阴和血指的是身体的结构，物质基础。所谓阳常有余，阴常不足，是指孩子即便在健康状态下，阴阳相对平衡，功能活动也是有余的，而精血、津液等形体结构则不足。

季、早上的旭日，孩子从初生至周岁，体重增长 3 倍，身高增长 1.5 倍，头围增长 1/2 倍，借助的都是成人不及的旺盛阳气。非但如此，孩子的呼吸、心跳以及其他代谢功能，也都比成人要快，而且孩子本身也活泼好动，即便发烧生病，不难受到一定程度，还会照样疯玩，这些都是他们"阳有余"带来的优势。与还不足量的"阴"相比，孩子的阳会明显地强一点，容易处于阳强阴弱的状态，因此，中医也称孩子为"纯阳之体"，就是俗话说的孩子的火力很旺，比成年人还容易上火。

明代有本儿科专著《育婴家秘》，其中有一篇《鞠养以慎其疾》就强调："小儿纯阳之气，嫌于无阴，故下体要露，使近地气以养其阴。"这句话似乎解释了中国人带孩子，喜欢给孩子穿"开裆裤"的原因，不仅仅是为了孩子大小便时方便。以中国古人的智慧，如果身体需要，那时候也完全可以发明出类似纸尿裤的物件，之所以没有，而且即便包着尿布也仍旧强调孩子不要过度保温，但以过去的保温取暖设施、冬天开裆裤的漏风状况，也没让孩子因此生病，一个重要原因，就像这里说的，使近地气以养其阴。这句话看似深奥，很玄乎，其实无非是保证体温不要过高，避免因此使孩子上火，再度耗伤本身就不足的阴。

对于保温过度的后患，另一本儿科专著《幼科发挥》已经明示："重棉厚褥，反助阳以耗阴。"鉴于此，中国人带孩子，讲究褓袱衣着偏凉，尤以头凉为要，不宜重衣厚帽，这样不仅能减少疾病的产生，而且可以帮助孩子体质重建，使阳多阴少不均衡的体质逐渐向均衡体质转变。

也是基于这一点，中医对孩子的治疗和保健，始终都强调"清"。这个

"清"包括用药的选择，采取治疗手法时补与泻的选择，乃至日常生活中，带孩子讲究"三分饥与寒"，都是为了避免过热而增阳损阴，影响孩子身体里还没有成形的结构的形成。

上述"三有余、四不足"之说，是小儿生理特点在脏腑中的表现，是生长发育需要与营养物质供给之间的差异引起的生理现象，也是在孩子的推拿治疗中，始终要秉承的。

"三有余、四不足"之说，是小儿生理特点在脏腑中的表现，是生长发育需要与营养物质供给之间的差异引起的生理现象，也是在孩子的推拿治疗中，始终要秉承的。

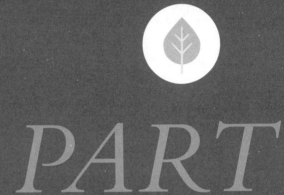

PART 3

小儿推拿既能治病，
也是对孩子的身心安抚

小儿推拿作为中医外治疗法的一部分，独具特色。它通过手法作用于小儿皮肤，以达到治疗疾病的目的。对于小儿推拿治疗疾病的机理，现代医学还没能解释清楚，但大量的临床实践证明，小儿推拿确实是行之有效的，这也是小儿推拿的神秘和神奇之处。

小儿推拿作为中医外治疗法的一部分，独具特色。它通过手法作用于小儿皮肤，以达到治疗疾病的目的。

小儿推拿通过刺激穴位来达到治疗的目的，只不过小儿推拿用到的很多穴位，在成人身上已经不用了，所以小儿推拿独成体系。之所以如此，就是因为小儿独特的生理和病理特点。小儿生长发育未成熟，决定了其对外界环境被动的依赖性和适应性，小儿推拿作为一种良性刺激，能使小儿机体迅速做出反应，调节阴阳，扶正祛邪。另外，小儿的病因病机简单，病种单一，应用小儿推拿后更易于康复。相对地，成人对于小儿推拿穴位刺激的敏感性大大降低，而且疾病的病理过程复杂，因此，许多在孩子身上有效的手法在大人那里却无效了。从这个角度来说，中国的小儿推拿其实是巧妙地挖掘并且利用了孩童时期珍贵的身体潜能，使它们为孩

> 中国的小儿推拿其实是巧妙地挖掘并且利用了孩童时期珍贵的身体潜能，使它们为孩子的健康办事。这种不借助外力的办法真的是中国古人的智慧，只不过后人的智慧尚不能解释罢了。

子的健康办事。这种不借助外力的办法真的是中国古人的智慧，只不过后人的智慧尚不能解释罢了。

虽然对经络穴位的原理无法解释，但国外的很多研究已经发现，"抚触"，或者说"肤触"，即对孩子肌肤进行接触，特别是在婴儿时期，对孩子的身心发育非常有利。

美国华盛顿大学的凯瑟琳·巴纳德教授发现被抱得更多的婴儿，认知发展水平更优越。普杜大学的心理学家西欧多尔的一项研究表明，婴儿在刚出生的前 6 个月内，经历较多的肌肤直接接触，能够在神经发育上占据优势。可见，对孩子肌肤的接触，是孩子生长发育过程中不可或缺的。之所以如此，是因为触觉是一种皮肤感觉，也是我们辨识周围环境的主要感觉之一。皮肤是人体面积最大的感觉器官，这也更加凸显了触觉对我们身体健康的重要性。

从发育角度讲，胎儿的触觉出现得很早，甚至早于感觉功能中最为发达的听觉。母体黑暗的子宫，限制了胎儿视力的发

展，相对地，胎儿的触觉和听觉则更为发达。婴儿出生之后，视觉还是很模糊的，因此触觉是婴儿在刚出生的前几个月内与世界交流的主要方式，我们可以通过这种交流方式刺激孩子的身体发育和智力发展。

早在 1986 年，蒂凡尼·菲尔德医生和她的同事通过为早产儿做有规律的长期按摩，就发现了抚触对于婴儿的生长发育有积极的作用。

而我国研究者也将 87 个足月剖宫产的孩子，随机分为：对照组，共 28 例；单纯抚触组，共 29 例；抚触配合穴位按摩组，共 30 例。其中，对照组予以常规护理，抚触组在常规护理基础上给予传统正规的标准抚触方法，抚触配合穴位按摩组，除给予常规护理外，将穴位按摩手法融入标准抚触方法中进行按摩。

这三组孩子从出生后 1 个月就开始进行上述实验，等他们长到 4 个月时，再将其身长、体重、头围变化做比较。结果发现，最后一组，也就是抚触配合穴位按摩组的孩子，身长、体重、头围与单纯抚触组、对照组差异明显，而且这个差异已经有了统计学价值。一般来说，剖宫产的孩子，因为是非正常分娩，有很多后遗问题，但通过抚触，配合中医的小儿穴位按摩，这些孩子的生长发育状况会明显改善。

已经有研究发现，抚触可通过刺激皮肤体表感受器而兴奋迷走神经，一方面使肌体胃肠活动增加，胃泌素分泌增加，刺激胃酸分泌，促进其消化吸收，使婴儿体重增加；另一方面作用于下丘脑 - 垂体，促进了生长发育相关激素的分泌，如生长激素、甲状腺激素和胰岛素等，这些激素直接调控机体的生长发育，使肌体处于更理想的生长发育状态。

　　也就是说，与药物这种直接作用于身体，甚至打击身体的外来刺激相比，无论是抚触还是按摩，都是在和孩子的身体"讲和"，是在选择身体特别喜欢、愿意接受的刺激方式，顺应或者说成全身体的生长发育。即便人们现在还没有真的搞清楚经络穴位的本质，以及推拿按摩借助经络穴位而起效的原因，仅仅从宏观角度上也已经不难理解它的原理所在，而这也恰恰是推拿按摩优于药物治疗之处，特别是对身心都因为稚嫩而"不堪一击"的孩子来说。

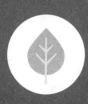

PART

4

孩子的十四大
常见病状

发烧

穴位：天河水　六腑　大椎

 手 法：

（1）清天河水：天河水为前臂内侧腕横纹中点至肘横纹中点的一条直线。推拿时操作者用食中二指指腹自腕横纹中点至肘横纹中点方向直推。操作次数为 300 ~ 500 次。

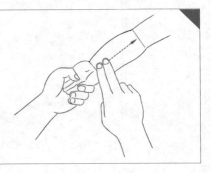

（2）**退六腑：**六腑位于前臂尺侧缘，从肘尖至尺侧大横纹头，成一条直线。推拿时操作者以左手持宝宝左手，再以右手拇指或食中二指指腹自肘尖至大横纹头方向直推。推 300 ~ 500 次。

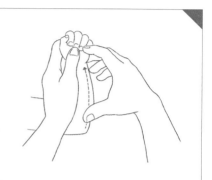

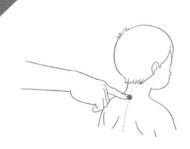

（3）**揉大椎：**大椎穴位于颈部第七颈椎棘突下，推拿时操作者用指端在大椎穴处做揉法，揉 1~3 分钟。温度过高时可采用点刺放血法。

推拿注意事项：

1. 操作时应选择安静舒适的地方，室内应保持整洁，空气清新、温度适宜。推拿后注意避风，忌食生冷。

2. 发热小儿易烦躁哭闹，应先尽量安抚好小儿的情绪，再进行推拿。

3. 发热宝宝需密切关注体温，体温达到 38.5℃，需及时用药退热。

4. 高热反复不退，要注意查看孩子的精神状态，周身有无出疹情况，发现异常及时到儿科就诊，以免延误病情。

5.清天河水操作时应推为一条直线，不可歪斜。

│ 1 │ 高烧的孩子先降温后去医院

　　家长最怕孩子生病了，而生病时最让家长害怕紧张的就是孩子发烧，因为来势汹汹呀！孩子发烧之后，家长一般都是这么个套路：赶紧捂上厚衣服，戴上帽子，打车，直奔儿童医院，倒霉点的，路上再遇到堵车，眼看着孩子烧得快要抽风了还没到医院，这个时候，家长急得魂都快没了……

　　这种情形绝对不夸张，因为每年的儿童医院急诊室，都会接到这种孩子，被严严实实地包在小被子里，烧得满脸通红，而且眼睛紧闭，呼吸急促，家长急，护士更急！

　　在北京儿童医院的急诊室，常听到护士们说的一句话就是"打包，打包"，意思是让家长赶紧给孩子打开包裹！降温！很多孩子的体温就是在"打包"之后迅速降下来的，甚至恢复正常了，有的观察一会儿，可能连药都不用开就又抱回家了，家长还纳闷呢，怎么到医院烧就退了？病就好了？

　　这就说明两个问题：从护理角度说，孩子发烧是绝对不能捂的，从中医小儿推拿角度说，孩子属于"纯阳

　　从中医小儿推拿角度说，孩子属于"纯阳之体"，所以比大人更容易发烧，而且一烧温度就很高，甚至一烧就容易抽风，他们发烧的时候，要率先推拿能清热的穴位。

之体"，所以比大人更容易发烧，而且一烧温度就很高，甚至一烧就容易抽风，他们发烧的时候，要率先推拿能清热的穴位。

先说护理，孩子发烧，一般都是感冒引起的，家长觉得既然是因为着凉发的烧，那发烧之后就不能受凉，受凉了还要烧呀！于是一发烧就关窗关门穿衣服，开始捂了。

的确，低温的时候，人体免疫力是下降的，孩子本身免疫力低，遇到低温，着凉了，也更容易感冒。如果说保温，那是要在感冒之前做的，一旦感冒而且发烧了，这个时候就不要再过分保温了。一是因为孩子的体温调节中枢还不成熟，捂出来的高体温，中枢一时半会儿调节不下去，就要引起惊厥、抽风，而很多孩子的抽风、惊厥不是疾病本身导致的，而是家长过度保温诱发的。二是因为，发烧的时候一般不可能再着凉，因为此时孩子身体正拼命往外散热以自我降温呢，外边一般的冷空气在发烧的时候已经不太可能入侵了。

所以，发烧的时候，最好的办法不是保温，而是降温。要降温，吃药是个办法，但从吃药到出汗降温至少要半小时，因为有药物吸收分布的时间，太慢。最直接的办法，一是不要再捂，其二，最好能给孩子洗个温水澡，这是降温最快的。做医生的家长，自己孩子发烧一般都这样做，因为这样又快，又没有药物的副作用。

如果孩子的体温是 39℃，就用 38℃ 的温水，总之比体温低 1℃ 就可以，让孩子泡在里面，同时洗澡的房间里不要有"穿堂风"，不要让门窗对着孩子吹，水温就保持在这个温度，一般 5 分钟后孩子的体温就会有所下降了。

之所以推荐这个降温方法，是因为孩子的体表面积比成年人小，全身泡在比体温低 1 ℃的水里，降温最迅速。我们平时用冰块、酒精擦孩子额头腋下的降温办法，是通过对血管分布丰富的局部进行散热，但和这种全身散热的洗澡办法相比，速效的还是后者。

等体温降到 38℃以下，如果你担心孩子的发烧是因为炎症，有细菌感染的可能，再给孩子穿上衣服去医院也不迟，因为就算体温降了，医生也不会因为你去的时候体温不高而不看病，只要血液化验发现白细胞计数很高，药物还是会开的，这个疾病的证据不会因为洗澡降温了而消失。更重要的是，体温降到 38℃以后再去医院，也能避免小儿在去医院的过程中，因为体温过高而发生惊厥。

| 2 | 推拿退烧要先辨别风寒风热

接下来就是治疗了。

我前面说了两个名师推拿产奇效的例子，都是高烧的孩子，经过小儿推拿不仅体温降下来了，而且引起高烧的肺部炎症也通过推拿消炎了。的确，孩子发烧的时候，如果家长懂一点推拿手法，真的可以不求医的。

要想自己治疗感冒发烧，先要辨识清楚，这次孩子的感冒发烧，是属

> 要想自己治疗感冒发烧，先要辨识清楚，这次孩子的感冒发烧，是属于风寒的，还是属于风热的。这个很关键，风寒感冒要散寒，风热感冒要清热，否则就治反了。

于风寒的，还是属于风热的。这个很关键，风寒感冒要散寒，风热感冒要清热，否则就治反了。

风寒感冒，一般都是着凉引起的，要么是穿少了，要么是在空调房间里待久了，总之明显是着了凉在先，由此引起的感冒。孩子除了发烧，很少出汗，咳嗽没痰，流鼻涕的话也是清鼻涕，这种情况就是典型的风寒感冒。

风热感冒，首先是感染风热在先，一般是在春天发生的感冒，这时候的感冒多是春瘟。还有一种可能，就是虽然也是着凉了，最先起因和风寒感冒一样，但是架不住孩子火力壮，之前又特贪吃，很快就入里化热，这是现在无论孩子还是大人都最常见的感冒类型。

起因是风寒，但入里化热了，这个时候，除了发烧，最典型的就是嗓子疼，甚至嗓子红肿，扁桃体也发炎了。感冒之后，嗓子红不红？疼不疼？这是辨别风寒还是风热最好的办法。凡是嗓子红的疼的，一定是风热感冒，如果再有鼻涕、痰——肯定是黄鼻涕、黄痰——这个时候就要清热了。而这种类型的感冒发烧对孩子来说也是更多见的，因为前面我们讲了，孩子是"纯阳之体"，本身火力旺，比大人感冒还容易入里化热。

下面给出了三组穴位，区别在于清热的力度。如果发烧比较严重的，孩子不仅发烧而且出现烦躁的症状，家长有经验的话，就知道这快要抽风惊厥了，或者已经因为高烧说胡话了。还有虽然没有说胡话，但是特别烦躁，哭得厉害，这个时候中医讲，可能是"热入营血"了，如果吃药，就要用到凉血的药了，和治疗一般发烧的清热解表药相比，凉血的药物凉性更大，那么，针对烧得比较高，病情严重的，推拿的穴位也要换个给力的。

穴位：六腑　过天河　水底捞明月

手　法：

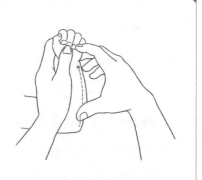

（1）退六腑：六腑位于前臂尺侧缘，从肘尖至尺侧大横纹头，成一条直线。操作者以左手持宝宝左手，食指在上伸直，抚宝宝前臂，再以右手食指、中指指腹自肘尖直推至大横纹头。推 300 ～ 500 次。

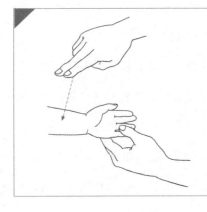

（2）打马过天河：天河水为前臂内侧腕横纹中点至肘横纹中点的一条直线。操作者用食中二指沾水自腕横纹中点，一起一落弹打如弹琴状，直至肘横纹中点。操作 50 ～ 100 次。

（3）**水底捞明月：**宝宝取坐位或者卧位。操作者位于其身前，用左手握住宝宝四指，将手掌向上，再以右手食中二指固定宝宝的拇指，然后用右手拇指自宝宝小指尖部沿小鱼际尺侧缘运至小天心处，再转入内劳宫为一遍。一般操作 50 ~ 100 次。

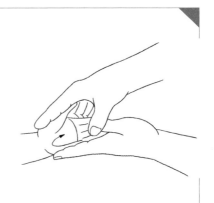

推拿注意事项：

1. 操作时应选择安静舒适的地方，室内应保持整洁，空气清新、温度适宜。推拿后注意避风，忌食生冷。

2. 发热小儿易烦躁哭闹，应先尽量安抚好小儿的情绪，再进行推拿。

3. 发热宝宝需密切关注体温，体温达到一定温度，需及时应用退热药。

4. 高热反复不退，请及时到儿科就诊，以免延误病情。

便秘

穴位：大肠经　腹部　七节骨

 手 法：

（1）清大肠： 大肠经为虎口至食指指尖的一条直线。清大肠时操作者左手握住宝宝左手，以右手食中二指指腹或拇指指腹，自虎口直推至食指尖，300 ~ 500 次。

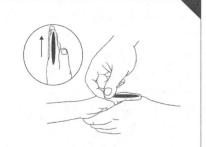

（2）**顺时针摩腹：**腹即腹部。推拿时操作者以手掌心或食中指、无名指、小指指面附着于腹部，以腕关节连同前臂做顺时针方向的环形摩动，摩腹 3 ~ 5 分钟。

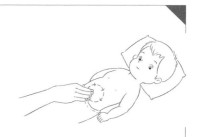

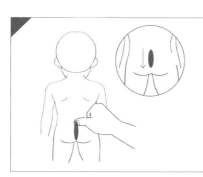

（3）**下推七节骨：**七节骨为第四腰椎至尾骨尖的一条直线。推拿时操作者用食中二指指腹或大拇指指腹，自第四腰椎向下推至尾骨尖，推 300 ~ 500 次。

推拿注意事项：

1. 操作时应选择安静舒适的地方，室内应保持整洁，空气清新、温度适宜。推拿后注意避风，忌食生冷。

2. 推拿前修剪好指甲，清洗好双手，避免操作过程中伤及宝宝皮肤。

3. 推法要求推成一条直线，不可往返推动。

4. 严格遵照摩腹的顺时针方向，不可逆时针摩动。

| 1 | 吃一个包子就要喘半宿

孩子便秘是一个大问题，家长都知道孩子便秘会引出很多疾病，至少排毒不利吧。所以排便顺利与否甚至成了爸妈的心结，经常有便秘孩子的家长告诉我，整天盼着孩子拉屎，孩子一拉屎，恨不得全家欢庆，奔走相告。

按说，孩子的病单纯，因为他们饮食也单纯，便秘一般不会发生，但为什么偏偏这么常见呢？几个原因，一个是孩子吃得过细过精，另一个是不喝水，不按时排便。

先说饮食过于精细。

孩子在长身体，确实需要营养，但是这个营养也必须是均衡的，不是只有牛奶鸡蛋肉才是有营养的，这个问题家长一定要正视，甚至需要矫正一下。蔬菜水果，甚至五谷杂粮也是含有丰富营养的。现在孩子缺的营养成分多样，别一说增加营养就是吃肉、喝牛奶。所谓营养，一定是你身体需要的，甚至是身体缺乏的。对过去日子苦、吃不上肉的人来说，肉是营养，但对于总是吃肉的孩子来说，蔬菜甚至杂粮就是营养，蔬菜就是比肉对他们有价值。

说到这里，我也讲个例子，是个对食物过敏的孩子，从她

> 孩子在长身体，确实需要营养，但是这个营养也必须是均衡的，不是只有牛奶鸡蛋肉才是有营养的，这个问题家长一定要正视，甚至需要矫正一下。蔬菜水果，甚至五谷杂粮也是含有丰富营养的。

的过敏情况上我们可以看出，所谓营养，一定是身体缺乏的，对身体合适的，否则，对别人孩子来说是补品的，对你的孩子可能就是"毒品"。

这个孩子找我看病，一是因为便秘，二是因为过敏，而且她的过敏很奇怪，除了常见的牛奶鸡蛋过敏，还有小麦过敏，就是不能吃馒头等面食。

但毕竟是北方孩子，馒头包子面条之类的，她真是馋呀！结果，经常是只要晚饭吃个包子，就把过敏引发了，哮喘、咳嗽、躺不下去，一个包子就能让孩子喘得坐半宿，不能睡觉。

孩子稍有不适，爸妈一开始陪着，后来孩子总是喘，爸妈白天得上班，没办法兼顾就送奶奶家了。奶奶就和幼儿园商量，别给孩子做面食了。幼儿园没辙，就为这一个孩子，每天得单做一顿饭。但即便这样，孩子还是三天两头地咳嗽、喘，而且还有严重的便秘。

找到我时孩子 5 岁，我一看，这孩子明显是肺胃实热，舌苔腻。奶奶说，嘴里经常有臭味，大便也臭着呢，但就是能吃，属于无肉不欢的那种。

这种孩子现在很常见，能吃肉，家长——特别是爷爷奶奶，看见孩子吃肉就高兴，虽然他们也知道要多吃蔬菜。如果换过来，说这孩子只吃蔬菜不吃肉，爷爷奶奶就会发愁，但只吃肉不吃菜，他们虽然也发愁，但是是笑着发愁，因为他们觉得肉是"硬货"，有营养，吃了就能长身体，蔬菜少吃点误不了大事。但其实，真不是这样。

我们平时吃的食物，无非是肉、粮食和蔬菜，如果按照营养学划分，就是蛋白质、脂肪和碳水化合物。这三种物质中，碳水化合物包括了粮食和糖，就是我们的主食，这是每天的饮食基础，我们必须依靠它为我们的身体提供最大部分的热量，所以，主食很重要。

还有一个重要原因就是主食好消化，你如果只吃一个馒头，一会儿就会觉得肚子空了、饿了，但如果是个炸馒头，或者加个鸡蛋，饿得就慢一点。前者是碳水化合物，后者是碳水化合物加脂肪。一加脂肪，胃肠的排空速度就慢了，通俗地讲，就是经饱。

而所谓经饱的食物，消化起来都比不经饱的食物要多消耗能量，也就是俗称的不好消化。肉之所以不好消化，就是因为它又含脂肪又含蛋白质，这两种物质的胃肠排空时间都比以碳水化合物为主的粮食要长。前面我说了，孩子的胃肠排空能力较成年人弱，因为胃肠的蠕动靠肌肉，中医讲，脾主肌肉，全身所有部位的肌肉都是脾所主的，孩子脾常不足，所以孩子胃肠道的肌肉也就力气不足，排空就慢，遇到难消化的脂肪，排空就更慢了。

如果孩子爱吃肉，且肉吃得比粮食、蔬菜多，他的胃肠负担肯定重，因为排空慢呀，可孩子的脾胃都还不成熟——"后天之本"嘛，要随着后天的发育逐渐成熟——很弱的脾胃却经常背上超重的负荷，怎么可能不生病？这种爱吃肉的孩子，首先出现的症状就是肺胃实热，因为肉呀蛋呀积在胃肠里了，老话说是"食积"了。

| 2 | "无肉不欢"的孩子最容易伤肺

有经验的父母都知道，食积之后，最快影响到的就是呼吸系统，感冒发烧会接踵而至，比如上面提到的那个过敏的孩子，吃了包子就犯哮喘。从西

医角度说，是对小麦或者其他食物过敏引起的，从中医角度
说，仍旧符合食积导致的肺胃实热的走向。

中医之所以总是把肺和胃实热放在一起说，就是因为这
两个脏腑很容易同时发病，特别是孩子，多是由胃影响到
肺，从吃发生喘、咳嗽。五行上，
脾胃属于土，肺属于金，按五行相
生的规律，土生金，脾胃是肺之母，
脾胃有问题，一定会"母病及子"
地影响到肺。要想肺不生病，先要
把脾胃调理好，这就是所谓的"母
肥儿壮"。

> 五行上，脾胃属于土，肺属于
> 金，按五行相生的规律，土生
> 金，脾胃是肺之母，脾胃有问
> 题，一定会"母病及子"地影
> 响到肺。要想肺不生病，先要
> 把脾胃调理好，这就是所谓的
> "母肥儿壮"。

这个过敏的孩子就在我这儿治疗，她的幼儿园离我的医院
比较近，我先把这孩子体内的肺胃实热清了，选了清板门、清
补脾经、清大肠、掐四横纹、分腹阴阳等穴位推拿。看着孩子
舌头不那么腻了，排便通畅了，再来调理孩子过敏的毛病，选
了一些补益脾肺的穴位进行按摩。之后奶奶带着她每个星期来
3 次，治了 3 个月，孩子明显见好。正赶上孩子要过生日，奶
奶和我说，能不能给她吃点面条呀？我就和孩子商量，她特听
我的话，我说，咱们少吃点行不行？这次过生日，咱们只吃面
条，蛋糕就别吃了，咱们先试试？孩子一听能吃面条了，特高
兴，还嚷着说要吃炸酱面。那次是她诊断出小麦过敏，忌口了

面食之后，第一次吃面条。

第二天，奶奶高兴地打电话告诉我："面条吃了，特好！夜里没喘！"后来她就一直在我这儿治着，同时饮食上一直控制着，我不让她吃得太撑，过去过敏的食物，牛奶鸡蛋面食之类的，逐渐加，从面条到包子，最后是"懒龙"、馒头，慢慢地就都不过敏了。

这个疗效对过敏症状也解释得通，因为人的免疫系统有"遗忘"的功能，就是你把一种过去会引起你过敏的东西忌掉了，或停了一段时间，身体里的免疫系统就把之前的"仇恨"给忘了，过一段时间你再吃，因为免疫系统忘了这回事，不认识这个过敏原了，吃进身体里也就不会再引起过敏了。现在对过敏的治疗，也是借助了免疫系统的这个特点，先是停一段时间，之后逐渐添加，逐渐适应，达到最后不再过敏的效果，毕竟人不可能一辈子不吃面食吧。在这个过程中，推拿也是在不断地帮助这个孩子调停身体与过敏食物之间的"战争"，让过敏即使发生也冲突的程度很低，不在身体里形成惨烈的战场，直到进入和平时期。

过了几个月，有一天，我正在门诊看病呢，有个人进来谢我，我还奇怪，这人不是孩子的家长呀，以前没见过呀。一问为什么谢我才知道，是孩子幼儿园的老师，谢我是因为孩子不再忌口面食了，可以和其他孩子一起吃饭了，他们的食堂终于不用再为一个孩子单独做饭了……

这个例子提示一个问题，虽然过敏是单独的一类疾病，但也是要求忌口的，避免食物过敏引发哮喘之类的问题，这个忌口其实是遵循了中医说的肺与脾胃的关系——健脾以保肺。而我推拿时采取的治法，也是通过健脾来扶助肺气的，因为孩子的肺气也是常虚的。因为肺气常虚，因此一要经常扶助，二也要避免人为的伤肺因素，上面这个无肉不欢的孩子就是个饮食伤肺的例子，这是家长们要引以为戒的。

┃3 ┃别让孩子急急忙忙地排便

还有一个是孩子喝水少的问题，临床上经常见。发烧、便秘可能直接起因都是喝水少。便秘是因为喝水少，这非常好理解，因为肠道缺少水，不能润滑，自然就便秘了。你去问那些便秘的大人，也多有这个毛病，因为工作忙，一上午没顾上喝水，或者回到家了才想起喝水，这些人很容易便秘的。

我们身体的70%都是水，任何一处细胞，想要发挥功能，必须处在水环境中，所以只要缺水，细胞功能马上就会出问题，便秘、发烧这是已经明显表现出的问题了，还有很多微小的伤害，是在你不知不觉中发生的，所以，孩子从小就要培养多喝水的习惯。

每当感冒发烧，医生都嘱咐多喝水，一个原因是可以帮助恢复细胞功能，尽量快地把细菌病毒代谢出去。另一个原因是局部的。前面我讲了，

每当感冒发烧，医生都嘱咐多喝水，一个原因是可以帮助恢复细胞功能，尽量快地把细菌病毒代谢出去。另一个原因是局部的。

孩子的感冒以肺系的问题最多见，而肺部的感染从哪儿进去的呢？都是从咽喉。无论是呼吸还是吃东西，都要经过咽喉，这是要塞，因此细菌病毒之类的也盘踞在那里，从那里"星火燎原"。

但是，一般情况下细菌病毒的生命周期都很短，四个小时左右就代谢繁殖出新的一代，新一代仍旧盘踞在咽喉部，伺机作乱。这个时候，如果你经常喝水，水经过咽喉，就把细菌病毒冲下去了，冲到胃里有胃酸等着呢，别小看胃酸，我们的胃酸是个很好的防线，因为它是强酸，胃液的 PH 值是小于 1.5 的，到了这里，很多细菌病毒就被杀死了。所以，医生嘱咐感冒的人多喝水，还有这个局部意义。

孩子能不能喝水，完全看家长的能力。很多家长和我说，没办法，孩子就是不喝水，为了让他喝水，只能用甜饮料逗他。这不是上策，很多孩子就此更不喝白开水了。甜饮料的热量不能小觑，很多小胖子就是这么喝出来的，所以，不能用甜饮料代替白开水，至少在平时，不要以这个为诱惑让孩子多喝水。可以采取其他奖惩措施，或者游戏的办法，这一点，家长用点心就可以想出来。什么时候可以用甜饮料来诱惑呢？发烧的时候。这个时候要多喝水，之前的禁忌可以略微放松，以喝进去水为目标，等病好了再逐渐恢复到喝白开水的状态。这确实需要家长做功课来把握这个度，因为任何习惯都是一点点、一天天，慢慢培养出来的。

另一个是排便习惯问题。

我见过一个孩子，看到便盆就哭，拒绝大便，之所以如此，就是因为便秘。便秘严重到孩子都肛裂了，每次大便的时候都疼，越疼越不拉，越不拉越干燥，下次大便的时候就会更疼，进入恶性循环了。

　　这个孩子来我这儿的时候4岁，一个星期才解一次大便是常有的事，好的时候也是三四天一次，拉的屎又臭又硬，掉到便盆里都"掷地有声"。孩子倒是很壮实，但是口臭明显，嘴唇也红，出汗多，一看就是腑气不通造成的。这孩子从小就大便干，一开始吃各种通便的食物还管点用，后来不管用了就开始吃药，像乳果糖这样的通便药吃了很久，也是一开始管用，到后来就不管用了。

　　乳果糖能通便的原理，是它在小肠内不被消化吸收，未被吸收的部分进入结肠后被细菌代谢形成乳酸等，提高肠内渗透压，由此引发轻泻作用。它虽然是泻药里比较安全的，但孩子也不能从这么小就指望着吃药拉屎呀，于是家长就带着孩子来找我了。

　　我第一天给她推了8个穴位，第二天早上出门诊，家长就打电话过来了，报喜！说回去就拉了！真是太不容易了。那几个穴位推拿是清天河水、清大肠、掐膊阳池、清板门、掐四横纹、顺摩腹、分腹阴阳、推下七节骨。这些穴位推拿手法主要以清肠导滞、降气通腑为主。按着这种治疗原则，按摩了约5天，孩子大便就不那么又臭又硬的了。又治了一星期左右，孩子终于可以三天大便一次，基本正常了。

　　像这个孩子的便秘情况，一方面通过推拿使腑气通了，一方面还要培养孩子的排便习惯。倘若后者不解决，就算恢复一段时间正常排便，之后便秘情况还可能卷土重来。

　　我嘱咐家长一定要按时让孩子蹲便盆，而且不要早上起来，急急忙忙地赶在上班上幼儿园之前让他蹲，时间太紧，孩子越紧张越拉不出来。我让他们安排在晚上，吃完了晚饭，胃肠会受到食物的刺激，很容易产生便意，这个时候鼓励孩子蹲便盆，一开始可能没有便意，但是要有耐心，没有也要蹲，而且每天按时蹲，坚持一个星期排便反射就可以建立起来了。这就可以刺激肠道有规律地收缩，再配合推拿，逐渐使孩子的排便情况走上正轨。

夜啼

穴位

属于热性：总筋　手阴阳　天河水

手 法：

（1）**揉总筋：** 总筋穴为掌后腕横纹中点。

推拿时操作者用拇指端按揉掌后腕横纹中点

300 ~ 500 次。

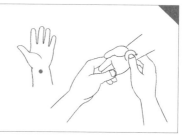

（2）分手阴阳：手阴阳在腕掌横纹上，阴池到阳池的一条直线。推拿时操作者用两手拇指指腹自宝宝掌后横纹中点向两旁分推 100 ～ 300 次。

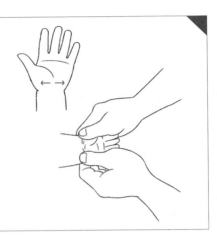

（3）清天河水：天河水为前臂内侧腕横纹中点到肘横纹中点的一条直线。推拿时操作者用食中二指指腹自前臂内侧腕横纹中点直推向肘横纹中点，300 ～ 500 次。

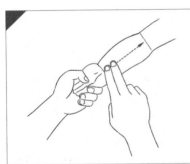

属于虚性: 三关穴　脾经　脊柱穴

手　法:

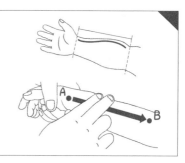

（1）**推三关:** 三关穴为前臂桡侧腕横纹至肘横纹的一条直线。操作者用食中二指指腹由腕向肘方向直推 300 ～ 500 次。

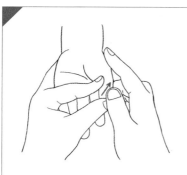

（2）**补脾经:** 脾经在拇指桡侧缘指尖至指根的一条直线。推拿时操作者以左手握住宝宝左手，同时以拇指、食指捏住宝宝拇指，使之微屈，再以右手拇指自宝宝拇指尖推向指根 300 ～ 500 次。

（3）**捏脊：** 脊柱穴位于后正中线上，大椎到龟尾的一条直线。推拿时操作者用食指、中指、无名指相配合，自下而上捏起脊背部皮肤。捏脊一般捏 3 ~ 5 遍，每捏三下再将脊背皮肤提一下，称为捏三提一法。在捏脊前先在宝宝背部轻轻按摩几遍，使肌肉放松。

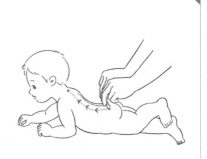

推拿注意事项：

1. 操作时应选择安静舒适的地方，室内应保持整洁，空气清新、温度适宜。推拿后注意避风，忌食生冷。

2. 推拿前修剪好指甲，清洗好双手，避免操作过程中伤及宝宝皮肤。

| 1 | 开灯就哭的多是"心火盛"

孩子一到夜里就哭，而且哭得定时定点，这就是夜啼。

这个问题很让家长挠头，每天陪着睡不好觉呀！我小时候，或者更早，那时候的家长也一样被孩子的夜啼折腾得没办法，就写个告示似的纸片贴在电线杆上，告示上一般都这么写："天惶惶地惶惶，我家有个夜哭郎，过往君子念三遍，一觉睡到大天亮。"意思是，谁看到这个告示谁就帮忙念三遍，孩子夜里就不哭了。这个办法不知道效果怎么样，反正一直是过去民间治孩子夜啼的土办法。

我的门诊经常有家长抱着孩子来看夜啼。我印象最深的一个孩子，是个男孩，平时住在北京郊区，那里有他们家一栋别墅，一个星期才回爷爷在市里的家住一天。结果这一天，就成了邻居家的"扰民日"了，因为孩子到了夜里，大概 12 点，"哇"的一声就开始了，之后，每隔半小时哭一次。

这孩子爷爷家在一楼，楼道里有个声控灯，只要他一回爷爷家，平时一夜都不亮的灯，每隔半小时就被他的哭声震得亮一回。孩子哭声特大，邻居也睡不好，最后实在受不了了，就和他爷爷开玩笑说："以后，这楼道的电钱您家得多掏点了……"

家长没辙了，带孩子来找我。其实自己睡不好也就算了，谁让是爷爷呢，但孩子每天这么哭影响生长发育，再者邻里关系也是问题，别为了孩子夜啼最后和街坊发生纠纷。

孩子来看病时的表现，有时候就能帮我判断他属于什么类型：属于寒还是热？属于实还是虚？这孩子就很典型。他自己走进诊室，进门就东瞧西看的，那么小的孩子，一点也不怵，他来的时候正好有个病人在按摩床上治疗，这孩子走过去盯着人家脸看了看，顺手就给人一巴掌。我一看就有底了，肯定属于心火旺，实证呀，要不然哪能这么傻大胆？

医院诊室的环境一般的孩子都害怕，这里飘着浓重的消毒水味，孩子一来是陌生，二来是在这里挨过扎，所以很多孩子见到穿白大褂的就开始哭，这是正常的。但是这个孩子却给人混不吝的感觉，心主神明，与人的情志密切相关，他这种性格，肯定是有过旺的心火做"后盾"呢，他的夜啼肯定也是心火引起的。

孩子夜啼一般有两种原因，一个是实证，像这个孩子一样，是心火盛；另一个就是脾胃虚寒。这两个证性质正好相反，前者是火力过大，后者是火力不足，所以他们夜啼的方式也不一样。

> 孩子夜啼一般有两种原因，一个是实证，像这个孩子一样，是心火盛；另一个就是脾胃虚寒。这两个证性质正好相反，前者是火力过大，后者是火力不足，所以他们夜啼的方式也不一样。

像这个孩子，肯定是哭声特大，非此不能把邻居都惊动了，而且哭得不依不饶的。这种情况下，如果家长把灯打开了，屋子里亮了，孩子可能反倒哭得更厉害。这些夜啼的特点，都说明这孩子有火，再加上之前那种混不吝的架势，谁都不怕，更佐证了他有旺盛的心火，所以我一直按去心火的办法取穴，孩子在我这里推了3次后，先是夜里哭的次数少了，再坚持治了半个月，基本能安稳地睡整夜觉了。

这个孩子现在都上小学了，因为是在我这里看好的，孩子爷爷一直和我有联系，每年过年都会打电话问候。聊的时候爷爷也常说起孩子，挺得意，告诉我，孙子现在上幼儿园，壮实着呢，但就是爱打小朋友，一点不受委屈，老师为这告了几次状。

我告诉孩子爷爷，这还是说明孩子的心火盛，虽说孩子都是"纯阳之体"，但这孩子肯定是其中火力更旺的，而且旺在心火上。我经常嘱咐孩子爷爷，如果孩子最近总是惹事、打人，或者无端地感到烦躁，过去不当事的事，现在都能把他惹急了，这就要看看孩子是不是心火又盛了，必要的时候自己在家推几次，也能减轻心火，避免变生其他问题。

中医讲，心与小肠相表里，小肠主泌别清浊，通过胃的初步消化形成的食物残渣和液体下降到小肠内，小肠将食物残渣下降到大肠，形成粪便排出体外，再将多余的液体经身体阳气的气化生成尿液排出体外。心火如果过盛，没及时清泻，会累及小肠，致使小肠的生理功能失常，引起尿少、尿频、尿急、尿痛等不适，因此心火盛的孩子容易有泌尿系统感染症状。孩子出现小便不适，很多家长觉得只是喝水少。的确，喝水少是一个原因，但是喝水少的同时也存在心火旺的原因，所以儿科有一种药，叫导赤散，就是专门治疗心火盛引发的小儿尿痛、尿血、尿少等病症。

2 关灯就哭的多是"脾胃虚寒"

另一种夜啼，和这个孩子的情形正好相反，是脾胃虚导致的。

中医讲"胃不和则卧不安"，意思是胃里不舒服，就睡不好觉。这是狭义的，广义的是脾胃虚寒的时候，睡眠也会不好。这其实也很好理解，因为胃肠系统是人的"第二大脑"，意思是，人的消化系统与情绪、精神关系十分密切。情绪、心情会影响胃肠的消化吸收功能，反过来，胃肠的消化吸收功能也会反馈影响到大脑。后者就是"胃不和则卧不安"的缘由了，只不过这种影响病人自己可能说不清楚，孩子就更不可能清晰表达，夜啼就是他们的表达方式。

但是，这种脾胃虚寒导致的夜啼，和前面的那个愣小子完全不同。这种夜啼声音比较小，哼哼唧唧的，而且孩子可能不愿意你关灯，一关灯就哭得厉害，而前面那个是关灯就相对安静一点。

因为脾胃虚寒的孩子，身体的阳气也不足，他们本能地会喜欢偏"阳"性质的温暖、明亮的环境，在这种环境中才觉得安全，所以喜欢开着灯，包括在夜里睡觉的时候，还没哭闹，要睡觉的时候也不让大人关灯。前面那个夜啼的孩子，本身心火旺，心火旺的孩子喜欢偏"阴"性质的灰暗、安静的环境，对偏"阳"性质的明亮的环境比较敏感排斥，而且这种敏感甚至可以变成刺激，他们因为有了这个刺激所以哭，灯关了，刺激没了，他们也逐渐安静了。

这种脾虚的孩子来看病，走进诊室的时候也有他们的特点，肯定是怯懦的，自己不敢一个人进来，要拉住家长陪着，更不可能和陌生的病人说话。很多家长觉得这是孩子的个性，其实这不单是个性，和孩子的身体状态也有直接关系，因为孩子不会表达，他们的行为就是直接的表达。他们的身体状态经常是通过行为方式表达出来的，心里没火，不那么烦躁，当然也就没那么大的胆子。这种大胆的表现通俗地讲，也是过于亢奋的心火顶起来的，和这个孩子的怯懦一样，很大程度上都是身体所致。

夜啼在总的治疗原则上都离不开"安神"。心经有热的夜啼，要抓住清热宁心这一原则治疗，小天心穴性寒，是清心安神的要穴，清天河水可清心经之热。中医认为失眠、夜啼乃是阴阳不调所致，日间阳气宣发于外，人精神抖擞，夜晚阳入于阴，阴阳调和，睡眠安稳。但心火亢盛，阳分夜间不入阴分，则会造成小儿夜啼，用分手阴阳平衡阴阳、调和气血非常好用。而脾胃虚寒型的夜啼，属于虚证，需要抓住温中健脾这一要点来达到安神的目的。三关性温，与补脾经合用具有健脾胃、温补气血的作用；捏脊具有调阴阳、理气血、和脏腑、通经络的功效，同样可以调理孩子脾胃，有助于睡眠。

咳嗽

穴位：天突　膻中　内八卦

手　法：

（1）揉天突：天突位于胸骨柄上方凹

陷处。一般用指端揉 1~3 分钟。

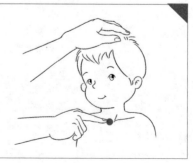

（2）运内八卦：内八卦穴是手掌面以掌心内劳宫为圆心，内劳宫至中指根连线内2/3为半径作圆，从小鱼际起按顺时针方向排列依次为乾、坎、艮、震、巽、离、坤、兑。操作者用左手拇指盖住"离卦"，左手拇指指腹自乾运至兑，200～300次。

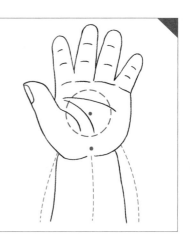

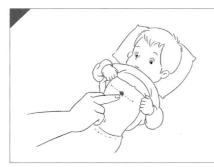

（3）揉膻中：膻中穴为两乳头连线中点。操作者一般用中指指端揉300～500次。

推拿注意事项：

1. 操作时应选择安静舒适的地方，室内应保持整洁，空气清新、温度适宜。推拿后注意避风，忌食生冷。

2. 推拿前修剪好指甲，清洗好双手，避免操作过程中伤及宝宝皮肤。

3. 小儿过饥或过饱，均不利于推拿疗效的发挥，宝宝哭闹时，应尽量安抚好情绪，再行推拿。

4. 小儿推拿手法的基本要求是均匀、柔和、轻快、持久，需适当掌握推拿操作的次数和持续时间，不可次数过多，时间过长。

| 1 | 粮食酿酒会产热，孩子吃多了会"上火"

孩子容易咳嗽，而且诱因非常确定，有常咳孩子的家长都知道，只要前一天多吃了，第二天马上就开始咳嗽。有的时候，甚至只是多吃了一口，也能把咳嗽招起来。孩子为什么如此敏感？我打个比喻，咱们喝的酒是粮食、水果之类酿的吧，现在还有用牛奶马奶酿的，这些酿酒的材料都是我们的食物，让这些东西发酵了就成了酒。如果把这些食物吃进去，没能及时地消化代谢，积存在胃肠里，也会产生类似发酵的效果。酒发酵就要产热，食物在身体里发酵也类似，孩子的咳嗽就是这多余的热引起的。孩子咳嗽，肺热的占多数。肺热的起因不外乎两个：一个是吃多了，一个是穿多了。吃多了是因为有了酿酒的效果，穿多了是因为热散不出去，所以中国人养育孩子，讲究"三分饥与寒"，就是这个原理。

先说穿多了。前面讲发烧的时候，我说了那些孩子发烧的家长，怕孩子再着凉，包着厚厚的被子去医院，这是一种捂，其实，更多的时候是平时就穿得多，这更容易捂出肺热。

中医讲，肺开窍于皮毛，什么意思呢？就是肺的功能与皮肤的功能有联系。感冒是肺系疾病，感冒的时候，特别是受寒的时候，皮肤会发紧，甚至疼，不能碰。为什么？这就是肺气被寒冷闭住了，影响到了皮毛。除了皮肤觉得紧，邪气阻肺使肺的宣发肃降功能失调，所以还会咳嗽，而且咳嗽得不痛快，既没有痰，咳着也费劲。这个时候，喝一杯姜茶或者吃一包感冒冲剂，出点汗，咳嗽也畅快了，身上也不紧了，因为出汗就是宣肺，中医讲，"肺与皮毛相表里"嘛，肺和皮毛的问题会同时解决。

反过来，穿得多，肺气就不容易宣泄，就容易因为闭塞而化火化热，特别是孩子。前面我说过多次了，孩子是"纯阳之体"，本身就阳气旺，中国老人喜欢看孩子对自己笑，因为这样就意味着自己还能长寿，这个讲究其实也是从孩子的纯阳之体演变来的。

阳代表生命力，纯阳的孩子生命力是最强、最旺盛的。而和阳对立的是阴，如果说阳是生命力的话，阴就代表着疾病甚至死亡。不能被纯阳之体的孩子接受，孩子见了老人就哭，

> 阳代表生命力，纯阳的孩子生命力是最强、最旺盛的。而和阳对立的是阴，如果说阳是生命力的话，阴就代表着疾病甚至死亡。

可能就是老人身上的阳气逐渐变少，阴气较多。于是逐渐地，人们就推演出了这么个讲究。老人都怕死，所以都希望借孩子的阳气照着自己。老人们也都怕冷，但抱着孩子就暖和了，因

为孩子体温高，像个小火炉似的，这么个纯阳之体，你老是捂着他，能不生病吗？

其实，家长自己观察观察就可以发现，只要孩子前一夜睡觉的时候盖多了，被子厚了，第二天睡醒通常就有眼屎，甚至眼睛能被眼屎封得睁不开，且眼屎的颜色也是黄的。其实这就和咳嗽吐黄痰、流黄鼻涕一样，都是肺热的典型表现。这个时候如果你还没重视，还接着捂，不出三天，孩子准找碴咳嗽发烧。

再有就是吃多了。我接诊的咳嗽孩子的家长，久病成医了，经常见着我都不好意思，悄悄说，昨天晚饭又吃多了，要么是羊肉串，要么是蛋糕，要么是巧克力，总之都是热量高的食物。从来没有哪个孩子吃蔬菜会吃撑，积食的，一般都是家庭聚会、婚礼、过生日之类的，开荤了，家长想，放任一次吧，以前严格控制的好吃的放开了，结果，第二天准病，孩子咳嗽着就被抱进诊室了。

为什么这些食物吃多了就会咳嗽？因为它们比粮食难消化，从营养学上讲，我们平时吃的三大营养物质——碳水化合物、蛋白质、脂肪，最好消化的就是碳水化合物，即粮食、糖之类的，一旦加了油、肉，胃肠为了消化它们就要多分配能量，多做工。所以烤馒头片能帮助孩子消食，因为那只是粮食，只是碳水化合物，烤了之后提前变性了，更容易消化，而且还有粮食的养胃作用，所以才能帮助提升脾胃的功能来化食。

但是，油炸的馒头片就相反了，多吃了就要食积，更何况是烤肉、奶油蛋糕了，那么多脂肪在里面，脾气就要分出一大部分功能来对付它。中医讲的脾气，既包括消化功能，也包括免疫功能，你在消化功能上分出得多了，就会影响免疫功能的配比，免疫力马上就会被拉下来。所以，平时不会引起感冒咳嗽的外因，比如温度的些许变化，衣服穿得稍微不合适一点，都能在免疫功能低下的时候乘虚而入，这就是孩子吃多了会咳嗽的原因。

| 2 | 8 个月大的孩子，吃了 3 个月的阿奇霉素

　　我说的这些因为吃多了来看病的孩子，来之前家长已经能看出不好了——早上嘴里有味道，口臭厉害，伸出舌头一看，舌苔特别腻，就知道这次咳嗽又来者不善了。

　　舌苔是看孩子消化好坏最准确也最及时的一个指标，舌苔腻，很多时候就是有食积了，有食物没及时消化停在体内了。先是食积，如果食积长期得不到改善，就会变生其他问题，也就容易有"湿"了，因为脾主运化水湿，食积造成脾的功能下降，其运化水湿的能力也就下降了，时间久了湿邪就会出现了。中医讲湿邪黏腻，病性缠绵，不易去除，一旦孩子从一个贪吃的孩子变成

> 舌苔是看孩子消化好坏最准确也最及时的一个指标，舌苔腻，很多时候就是有食积了，有食物没及时消化停在体内了。先是食积，如果食积长期得不到改善，就会变生其他问题，也就容易有"湿"了，因为脾主运化水湿，食积造成脾的功能下降，其运化水湿的能力也就下降了，时间久了湿邪就会出现了。

一个什么胃口都没有的孩子，很可能就是因为脾胃里有湿了，这个我们后面再讲。

孩子最容易有食积，也最容易生湿，因为他们胃肠消化功能弱，脾气还没强健呢，经不起过重的负担，而胃肠的负担一旦加重，马上殃及肺，就要咳嗽。所以，治这种咳嗽，必须要清胃热，同时要健脾，因为脾气就相当于孩子身体里的"清洁工"，它生病请假了得赶紧给治好，否则身体里的垃圾就没人往外运了。

我治的这个孩子从小就咳嗽，八个月大的时候，已经因为咳嗽发烧病了6次了，几乎一个月一次。按理说，孩子在半岁前是不容易生病的，因为母体的免疫力还在呢，还能帮助他抵御外敌，但是，这孩子从妈妈那儿带来的免疫力愣是没帮上什么忙。到我这儿看的时候，已经稍微长大了点，但还是因为咳嗽，已经吃了3个月的阿奇霉素了。

阿奇霉素是西医对付孩子呼吸道感染最常用的药，但即便是西医，也看不过去了，因为连用了3个月愣是没控制好！去大医院检查，怀疑已经因为反复感染，有小气道阻塞了。

小气道，就是平时检查都无法达到的气管，那里会因为反复的感染而气管内膜增生直到闭塞，别说治疗了，连检查起来都很麻烦，接诊他的西医也觉得棘手，没辙了，就向他们推荐了我，爷爷就抱着孩子来了。

孩子是典型的肺胃热盛，小舌头伸出来一看，好家伙，舌苔腻着呢。这孩子也是，每次咳嗽都和吃有关系，爷爷也知道，只要是巧克力、奶油蛋糕，总之只要是香的、好吃的东西，哪怕是多吃一口，也容易引发咳嗽。

于是我就开始以清热宣肺、健脾消积的原则治。孩子每个星期来我这里5次，严重的时候，在我这儿推完了回家，家长再给推一次。就这么治了半个月，舌苔的那个腻眼瞅着下来了，口气都消失了，咳嗽也逐渐好起来了，加上跟家长在喂养方面进行沟通，同时家长自己在家给孩子做推拿，日后孩子的咳嗽就完全不像以前那样经常犯了。

这孩子现在上小学了，已经好久没来看过了，都是他爷爷不断给我"通风报信"，说，好着呢，咳嗽一直没再犯。孩子从6个月大就开始咳嗽，家长也有经验了，一直严管着嘴，这一点也起了很大的作用。

这种孩子现在很多见，因为生活条件好了，想吃什么随时可以吃到，孩子又在长身体，家长唯恐营养不良耽误生长，只要是吃，一般都满足，但这种满足最容易害了孩子。像这种咳嗽孩子的家长都知道，只要吃多了，赶紧拉着多走走，运动运动消消食。除此之外，如果已经开始咳嗽了，发烧了，已经在吃药治病了，这个时候家长能做的就是让孩子饿几天，每天就喝点稀粥，吃点小青菜，就算孩子这个时候还想吃也不能给他吃，因为这个时候的饿，就是在帮他健脾，是通过给脾气"减负"来健脾。只有脾气在消化方面的负担小了，才能有余力来增加免疫力呀，所以，这个时候适当的饿是有积极意义甚至治疗价值的。

厌食

穴位：脾经　摩腹　脊椎穴

 手 法

（1）补脾经： 脾经在拇指桡侧缘指尖至指根的一条直线。推拿时操作者以左手握住宝宝左手，同时以拇指、食指捏住宝宝拇指，使之微屈，再以右手拇指自宝宝拇指尖推向指根 300 ～ 500 次。

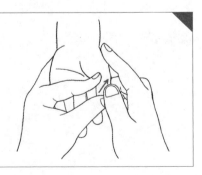

（2）**摩腹：**腹即腹部，推拿时操作者以手掌心或食中指、无名指、小指指面附着于腹部，以腕关节连同前臂做顺时针方向的环形摩动，摩腹 5 ~ 10 分钟。

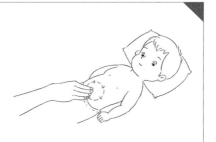

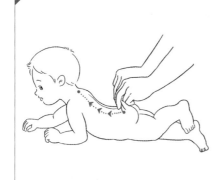

（3）**捏脊：**脊柱穴位于后正中线上，大椎到龟尾的一条直线。推拿时操作者用食指、中指、无名指相配合，自下而上捏起脊背部皮肤。捏脊一般捏 3 ~ 5 遍，每捏三下再将脊背皮肤提一下，称为捏三提一法。在捏脊前先在宝宝背部轻轻按摩几遍，使肌肉放松。

推拿注意事项：

1. 操作时应选择安静舒适的地方，室内应保持整洁，空气清新、温度适宜。推拿后注意避风，忌食生冷。

2. 推拿前修剪好指甲，清洗好双手，避免操作过程中伤及宝宝皮肤。

3. 小儿过饥或过饱，均不利于推拿疗效的发挥，宝宝哭闹时，应尽量安抚好情绪，再行推拿。

4.小儿推拿手法的基本要求是均匀、柔和、轻快、持久，需适当掌握推
拿操作的次数和持续时间，不可次数过多，时间过长。

5.摩腹时速度应均匀柔和，不可忽快忽慢。

6.捏脊应在脊背部皮肤捏成一条直线，不可歪曲。

| 1 | 内向的孩子更容易"见饭愁"

前面说的是孩子吃多了，惹了肺热咳嗽，家长为这个愁。还有的家长和
这相反，为了孩子不吃饭发愁，把自己孩子叫"见饭愁"。这种孩子看见饭
就躲，零食、主食都算上，没什么他爱吃的。这也是毛病，而且很常见，我
们常说这是小儿厌食。

我见的这个厌食的孩子是个女孩，来看病的时候刚上小学一年级，这孩
子从小就不爱吃饭，家长也习惯了，之所以来看，是因为老师找了家长。小
学中午都有营养餐，孩子们都在学校吃饭，每人一份，饭菜营养搭配得挺
好。一般孩子们都愿意在学校吃，和同学一块吃，热闹，家里不爱吃的菜在
学校都变得好吃了，但这个孩子不是。

她不说话，也不怎么吃，吃饭的时候也领了自己的一份，乖乖地坐在桌
子前，但是就吃几口，做做样子，看老师没注意，趁别人都吃得香的时候，
自己溜进厕所了。

她进了厕所，把门从里面一锁，就站在那儿，等着别的同学吃完了，收

拾桌子把碗筷交给老师时，她再赶紧出来，趁着乱，把没吃几口的饭菜交回去。就这么糊弄了一段时间，还是被老师发现了。老师担心她有什么心理问题，小小年纪怎么会见饭愁呢？就找了家长。

孩子是姥姥带着来的，一进门，我就看出她是个很敏感的孩子，不像前面那个混不吝的胖小子，自己就敢走进诊室，还东张西望地给人家看病的人一巴掌。这个女孩不是，她很谨慎，看我的眼神有明显的提防意识，也不往里多迈一步。

凭我的经验，这种个性的孩子，不吃饭是情理之中的，因为他们敏感。胃肠是人体的"第二大脑"，之所以是"第二大脑"，就是因为它的功能好坏和情绪关系密切，像大脑一样敏感。其实，我们大人也一样，就是再好的饭菜摆在眼前，突然身边有个人说了件让你不愉快的事情，或者突然来了事情让你吓了一跳，你肯定也会胃口全无！就算是再开始吃，也得缓一会儿呢。她姥姥说，这孩子从小胆小、谨慎、敏感，她的胃肠肯定也一直受着紧张情绪的困扰，按中医说，有点"肝木克脾"的意思。

中医讲的肝，不是我们得肝炎的那个实体性的肝，而是包括了消化、

中医讲的肝，不是我们得肝炎的那个实体性的肝，而是包括了消化、造血、生殖甚至精神等几个系统的功能在内。中医的肝在五行中属于木，按照五行相生相克的规律，木是克土的，土就是脾，肝克的就是脾。情绪紧张激动时，都会涉及肝，严重的就是肝郁，甚至动了肝风。

造血、生殖甚至精神等几个系统的功能在内。中医的肝在五行中属于木，按
照五行相生相克的规律，木是克土的，土就是脾，肝克的就是脾。情绪紧张
激动时，都会涉及肝，严重的就是肝郁，甚至动了肝风。这个孩子还不至于
那么严重，但无论是她的先天个性，还是后天的生活环境，都有可能使她处
在肝木克伐脾土的境地，所以会厌食。

｜ 2 ｜ "见饭愁"的孩子告诉姥姥：我想吃一个烧饼

这种孩子不会和你明着抵抗，但不管是家长还是医生的责怪，哪怕是家
常的抱怨，对她都会有影响。像这种孩子，从自己会吃饭开始，估计在餐桌
前的每顿饭，家长都会因为她不爱吃饭、厌食说上几句，家长已经习惯了，
不觉得是责怪，但肯定让这孩子心理不轻松，这些也在慢慢地加重着肝木克
伐脾土的情况。

所以，我接诊这孩子后，第一件事就是和她套近乎，让她觉得我不会因
为她不吃饭而责怪她。孩子身高还可以，在正常范围内，但是体重肯定不达
标，很瘦，从断奶之后就没好好吃过饭。

我可能是她长这么大，唯一一个支持她不吃饭的大人。我跟她说，不吃
饭不是我们孩子的错，是因为饭不好吃是吧？叔叔小时候也不爱吃饭，后
来有了好吃的饭就爱吃了……孩子看我的眼神逐渐放下了提防，不那么紧张
了，于是我开始治疗。

我采取的是摩腹，这是小儿推拿常用的治疗消化系统疾病的手法。一般

的摩腹是 5 分钟，但我给她做了 20 分钟，比一般孩子长了 3 倍！就是想尽快收到疗效，坚定她和姥姥的治疗信心。

治疗完了，姥姥拉着她走了，约好了第二天再来。

第二天，姥姥一进门就告诉我："昨天从您这儿出去，她跟我说，姥姥，我想吃个烧饼……"我们医院旁边有个现烤现卖烧饼的，姥姥拉着她从那儿经过的时候，孩子站住脚，这么跟姥姥说。

姥姥给我形容的时候还难掩激动，她告诉我，外孙女对她说这句话的时候，她的眼泪一下子就下来了！从孩子会说话开始，从来没主动张罗着吃东西，别人家对孩子得藏着零食，可零食放在她眼前，她连看都不看一眼，这次，居然自己主动开口要吃的了！姥姥高兴得呀，从那之后我说什么姥姥都奉若圣旨，我开玩笑说，您都迷信我了！

因为第一次推拿就有了这么好的效果，家长就此不间断地来治疗。8 岁之后，眼瞅着孩子脸色越来越红润，胆子也越来越大，性格也更活泼了。到我这儿我都会备一些孩子喜欢的小零食，每次来的时候她都主动问我今天有啥好吃的，放以前零食她连看都不看一眼，这可把姥姥高兴坏了。她就这样在我这里治着，8 岁之后，孩子较同龄人又高又胖。

像这个孩子，因为先天个性的原因，比较容易出现厌食的症状。还有的孩子厌食，完全是被撑出来的。

孩子能吃的时候，家长一点也不知道考虑孩子的脾胃功能，随着孩子性子吃，结果吃出了食积。食积就是给脾气增加负担，一次两次的，通过药物甚至通过自己的调整就可以痊愈，脾气就可以恢复。如果总是增加负担——

毕竟脾气是后天之本，孩子的脾气都是弱的，总是负担过重就
伤了脾气，能吃的孩子就变得不爱吃，厌食了。很多孩子一开
始是个能吃的小胖子，后来变瘦了，甚至变得营养不良了，就
是因为之前太贪吃，累坏了脾。

这就提示家长，孩子如果偶尔有
一顿两顿不吃，不要急着塞孩子，非
吃够了不可，好像不吃够马上就营养
不良了。其实不至于，孩子偶尔的厌
食就是自己在做调整。大人也一样，
谁的胃口都不会顿顿好，如果正逢孩
子在自己做调整，家长还逼着吃，原
本不至于伤着的脾气可能就伤着了，
而且，逼着吃进去的食物不会有预期

> 孩子如果偶尔有一顿两顿不
> 吃，不要急着塞孩子，非吃够
> 了不可，好像不吃够马上就营
> 养不良了。其实不至于，孩子
> 偶尔的厌食就是自己在做调
> 整。大人也一样，谁的胃口都
> 不会顿顿好，如果正逢孩子在
> 自己做调整，家长还逼着吃，
> 原本不至于伤着的脾气可能就
> 伤着了，而且，逼着吃进去的
> 食物不会有预期的效果。

的效果。既然胃肠是"第二大脑"，食物的消化吸收好坏，与情
绪的好坏关系就很密切，逼着吃进去的东西，效果很可能适得
其反，而且还会落下吃饭拖沓的毛病，这也对消化吸收不利。

对于孩子吃饭，我总是告诉家长一个原则：按时开饭，按
时收拾碗筷。到了该收拾的时候，大家都吃完了，不等，没吃
饱就饿着，下顿饭之前也尽量不因为上一顿没吃饱而加餐。这
有两个好处，第一，下顿饭他就认真吃、抓紧吃了，习惯因此
得以培养；第二，如果是因为脾气太累了，那么饿的这一顿就

是脾气的休养时间，这个休养比硬塞下一顿饭的价值要大。所以无论从营养获得上还是习惯养成上说，家长都要坚持正确的原则。

还有，一定不要在吃饭的时候唠叨孩子，包括说一些负面的信息，甚至说特别吸引孩子注意力的故事，还有看电视等，这都会影响孩子的情绪。这种行为会直接累及消化吸收功能，因为消化系统是身体里与情绪关系很密切的一个系统，家长不能在吃饭的时候，给孩子"添堵"。

腹泻

穴位：神阙穴　龟尾　上七节骨

 手 法：

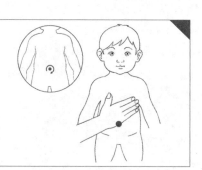

摩脐（又名摩神阙）：让宝宝仰卧，操作者以手掌心或者并拢的四指按宝宝肚脐，揉摩 5 ~ 10 分钟。

（2）揉龟尾：龟尾穴位于尾骨尖端，操作者用中指指端揉 200 ~ 300 次。

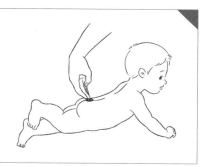

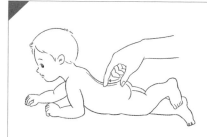

（3）推上七节骨：七节骨的定位是从第四腰椎至尾骨尖端所成的一直线。

操作者向上直推，称推上七节骨，一般推 300~500 次。

推拿注意事项：

1. 操作时应选择安静舒适的地方，室内应保持整洁，空气清新、温度适宜。推拿后注意避风，忌食生冷。

2. 推拿前修剪好指甲，清洗好双手，避免操作过程中伤及宝宝皮肤。

3. 小儿过饥或过饱，均不利于推拿疗效的发挥，宝宝哭闹时，应尽量安抚好情绪，再行推拿。

4. 小儿推拿手法的基本要求是均匀、柔和、轻快、持久，需适当掌握推拿操作的次数和持续时间，不可次数过多或时间过长。

5. 指揉法要带动皮下组织一起运动，操作要均匀柔和，沉稳着实。

6. 推拿后避风寒，忌生冷，应食用小米粥等易消化饮食，注意补充水分，避免脱水。

|1| 这么小的孩子就"五更泻"了

孩子泻肚和孩子发烧一样，让大人着急，发烧是担心烧傻了，泻肚则是担心孩子会因此营养不良。我见过的一个孩子，才半岁，从出生到半岁，他已经腹泻了四个月，也就是说，他现有生命的三分之二时间都在腹泻！来的时候我就能看出孩子严重营养不良，以中医来说，这个孩子具有典型的"脾虚面容"。

孩子最容易有"脾虚面容"了，因为前面我讲了，脾胃是后天之本，小儿生理特点是"心常有余，脾常不足"，而作为后天之本的脾胃，多表现为功能低下。脾虚不能运化，就容易导致面色萎黄。健康黄种人的面色为红黄隐隐，明润含蓄。但是这种萎黄和健康人的黄色不一样，萎黄是毫无光泽甚至是看着好像洗不干净的晦暗的黄色，整个人都显得特别没有精神。

除了萎黄，还有一种脾虚面色也很常见，为面色㿠白。㿠白就是白得没有光泽，而且显得胖胖胀胀的，看着像肿，但实际不是肿，好像皮肤下面含很多的水一样。这是由于脾虚不能运化水液，水液溢于肌表，让我们感觉面色皮肤有胖胖胀胀的感觉。

　　这两种面色都是脾虚时常见的表现，而这个孩子就是萎黄。并且他的腹泻很有规律，每天早上大概五点就开始第一次泻肚，一天中要泻 20 次，泻得孩子都脱肛了。我一看这孩子，已经属于脾肾阳虚了，早上五点就泻，这是脾肾阳虚"五更泻"的典型症状。

　　当时，我们医院一个很著名的专家正好来我诊室找我办事，遇到这孩子，听了家长主诉，又看了孩子，她也挺惊讶地说："这么小的孩子就脾肾阳虚了？"我一听，我和专家的辨证思路一样，更加坚定了我按脾肾阳虚论治的想法。结果，推拿一次后家长带孩子复诊，他妈妈进门就报喜："昨天治疗回去到现在，只泻了 7 次！"从次数上就有明显好转，家长特高兴！于是，我接着按这条思路进行治疗，孩子也真争气，这次回去泻肚的次数减少到 4 次，再治，减少到每天 2 ~ 3 次。对孩子来说，每天两次大便属于正常现象，这孩子每天 3 次大便已经相当不错了，家长喜出望外！

　　孩子家长在寻求小儿推拿治疗之前，没少去医院，大多数医生分析这个孩子腹泻的原因可能和食物过敏有关，这么小的孩子接触最多的食物就是奶粉，于是建议家长更换奶粉，换成水解蛋白的奶粉，看看症状是否会有改善。

　　那您可能就有疑问了，什么是水解蛋白的奶粉呢？为什么食物过敏的孩子要用这种奶粉呢？水解蛋白的奶粉是专门为对牛奶过敏的孩子定制的，因为孩子的胃肠黏膜还很幼稚，薄弱环节多，引起过敏的大分子物质极易侵犯孩子的胃肠黏膜，造成过敏反应。而成年人，胃肠黏膜已经发育完全，胃肠道是一条很严实的防线，引起过敏的大分子物质根本就过不去，相对来说，大人很少过敏。

针对孩子的胃肠道易被过敏物质侵犯的问题，人们研发出了水解蛋白的奶粉，这种奶粉能把这些可能引起过敏的大分子物质水解了，它们的抗原性也就减弱了，过敏反应也就减少甚至不发生了。唯一的问题是，这种水解蛋白制作工艺复杂，价格也相对昂贵，而且很难吃，但为了不过敏，家长孩子都得忍着。可是即便家长更换了水解蛋白奶粉，这个孩子的泻肚还是没好，于是才来找我，想通过小儿推拿治疗。

中医对孩子泻肚，是根据临床症状和体征辨证论治的。这么小的孩子，拉了那么久，又面色萎黄，手足

> 中医对孩子泻肚，是根据临床症状和体征辨证论治的。

心凉，精神萎靡，舌淡苔白，指纹淡紫，一派虚寒之象。我就选用一套温补脾肾阳气的手法进行治疗。这孩子在我这儿，一共推了 6 次，每次 30 分钟，泻肚就好了。而他们的所有治疗费加起来，一共 240 元。因为参加了北京一老一小的医保，所以报销了一半，他们自己只花了 120 元。

| 2 | 嘴唇周围"脏"也是脾虚征象

还有一个 3 岁孩子，也是腹泻，但他腹泻的特点是每顿饭后 20 分钟开始泻肚。从孩子开始吃辅食，这个问题就出现了，

只要吃饭，一定腹泻，家长愁坏了，眼瞧着不管吃多好的东西，在肚子里就待20分钟，一会儿就拉出去，而且顿顿饭如此，孩子怎么长呀？

这孩子在医院也做过过敏测试，没发现什么问题，医生也解释不了，就建议到中医这里来寻求帮助。我经常收到从西医那里介绍到我门诊的孩子，大多是因为各种检查做了，化验也做了，都没发现问题，但症状照旧，又没有合适的药治，家长也是抱着试试看的心态来到我这儿。大多数人对小儿推拿还是不太了解的，那些家长来到我的门诊，看着我就在孩子的小胳膊小手上鼓捣鼓捣，又不疼不痒的，多少还是有些怀疑。但是，家长只要坚持带着孩子看上两次，有的甚至推拿一次，效果就非常明显，家长就开始踏踏实实地来了，而且还认定我这里包治百病。

说小儿推拿包治百病，这可就不对了，这里存在着对小儿推拿的误解。我在这儿非常严肃地提醒您，任何一个宣称能包治百病的手法或者药物，您都别信，其中一定有忽悠的成分。所谓百病，就是性质迥异的疾

疾病从大的方面分，有功能出问题的，有器质出问题的。通俗地讲，功能出问题的，一般是失调，器质出问题的，多是长得不好，多长了一块或者少长了一块，结构变化了。中医对第一种更拿手，小儿推拿也一样，而孩子日常的很多疾病是功能失调导致的，小儿推拿对这种疾病的治疗效果非常好。但对于那种先天性的疾病，如心脏出生的时候就有缺损，那您就是找我我也解决不了，至少我不可能通过推拿，让缺的那块再长上。

病。而疾病从大的方面分，有功能出问题的，有器质出问题的。通俗地讲，功能出问题的，一般是失调，器质出问题的，多是长得不好，多长了一块或者少长了一块，结构变化了。中医对第一种更拿手，小儿推拿也一样，而孩子日常的很多疾病是功能失调导致的，小儿推拿对这种疾病的治疗效果非常好。但对于那种先天性的疾病，如心脏出生的时候就有缺损，那您就是找我我也解决不了，至少我不可能通过推拿，让缺的那块再长上。但是，像腹泻，多是喂养失当，影响了孩子本身就不强健的消化功能，造成脾胃功能失调，小儿推拿确实有奇效。

这个吃了就拉的孩子，也属于脾虚，但他除了面色萎黄，还有就是感觉嘴唇周围很脏。第一次来，我一看孩子，下意识地问他爸爸："早上给孩子洗脸了吗？"他爸爸看了眼孩子，赶紧说："洗了洗了，他脸色就这样，洗了也跟没洗似的……"

其实，这不是洗脸的问题，孩子嘴唇周围的这种脏脏的感觉，是洗不掉的，它和萎黄的面色一样，都是脾虚导致的。因为口周是脾所主，脾出问题，这个部位也会出问题，看上去很脏，就是脾虚面部肌肤缺乏气血的濡养造成的。

中医有个老方子，叫泻黄散，专门泻脾胃伏火，这个方子原来是有中成药的。无论孩子或者大人，嘴里味重，嘴唇很干甚至很红，西医诊断是唇炎的，大多可以用这个方子治。可惜的是，这个方子里面没有多少值钱的中药，药厂赚不了钱，不愿意生产，现在不容易买到。这些药包括藿香、栀子、石膏、甘草、防风，虽然这个方子很便宜，但效果很好。

　　给这个孩子治的时候我还发现，孩子脾气很大，用老百姓话讲，是倔了吧唧的，一点小事就能急。这个脾气特点，和他吃了就拉也有关系，脾气大，肝气过盛，肝五行属木，木克土，脾五行属土，所以，脾气大也可导致泻肚。

　　"肝木克脾土"是腹泻中常见的中医证型，很多成年人的腹泻也属于肝木克土，只不过成年人可能不是吃了就拉，而是一着急、一紧张就上厕所。现在人的生活压力都大，情绪紧张容易引起肝郁。肝郁日久，郁而化火，肝火则易克脾土，这种一急就拉的人也很多。我见过一个领导干部，有这毛病，但又躲不开应酬，每次陪别的领导吃饭，他的手下都会找到一个离洗手间比较近的包间，最好是自带洗手间。原因呢，也有点好笑，因为他一见他的领导，或者一激动，就要马上去厕所。他的这个病，最后也是通过疏肝解郁健脾治好的。

　　孩子和大人一样，也有脾气，脾气急的多是肝火旺，肝火会克伐原本就不怎么强健的脾脏，使脾脏更虚，就更容易造成腹泻。就算有一天没泻肚，大便看似成形，但实际上，质地也很散。我经常教来我这里看病的孩子家长，用卫生纸垫着按按孩子的大便。有的大便虽然看着是成形的，但是稍微一摁就碎了，或者马桶水一冲，马上就散开了，这都说明还是脾虚，只不过比纯粹的腹泻稍微好一点。我就选用疏肝健脾的一套手法给孩子治，结果，这个孩子推了 4 次，大便就比之前硬了，更成形了，推到 10 次左右，吃了就拉的毛病就好了。

| 3 | 止泻不能急于求成

孩子腹泻，家长都急，这可以理解，但是，止泻不能急于求成。为什么？因为人腹泻有前面说的脾肾阳虚的问题，还有一个可能是肚子里有脏东西。腹泻是人体的自我保护措施，身体想通过腹泻，把脏东西排出去，这属于本能的自洁方式，身体自洁的时候，做医生的应该在治疗上成全它，否则就会把小病治大了。

中医有个名词，叫"闭门留寇"，形容一个人家，晚上睡觉前把门上，结果没注意，家里藏了个小偷，这一关门，把贼留在家里了，麻烦可就大了。

> 中医有个名词，叫"闭门留寇"，形容一个人家，晚上睡觉前把门关上，结果没注意，家里藏了个小偷，这一关门，把贼留在家里了，麻烦可就大了。腹泻的时候不问三七二十一地止泻，就可能导致闭门留寇。

中医用这个词形容什么呢？多是形容身体里有外邪，没及时清理出去就开始补，这一补，就把脏东西留在身体里了，这就要引起后患了。腹泻的时候不问三七二十一地止泻，就可能导致闭门留寇。我曾见过的一个例子就是这样的，一个刚学了小儿推拿的医生，急于止泻成功彰显自己的医术，结果反倒加重了孩子的病情。

这孩子得的是"秋季腹泻"，这种腹泻很常见，多是轮状病毒感染导致。这种腹泻目前没有特效药物进行治疗，一般都采用支持疗法，及时补充水和电解质，预防脱水等。其实轮状病毒有生存周期，一般情况下，即便你不治疗，通过饮食的调理维持几天，最多两周，等轮状病毒的生存周期过去，病毒死了，孩子也就不泻了。但是，这个道理跟很多家长讲不清，他们不接受，总担心腹泻的那几天耽误孩子生长，要么是逼着医生止泻，要么就是回家不听医生话，吃各种自认为有营养、实际上很难消化的食物，比如肉呀鱼呀的，紧着给孩子补，结果就使腹泻更严重了。

我说的这个医生，可能也是基于这些原因，想让家长满意，用了止泻的特效手法摩脐、揉龟尾、推上七节骨等进行治疗，用了之后，自信满满地让孩子回家等着。结果，第二天家长倒是真来了，但不是来感谢的，而是来"找后账"的。家长问这医生："孩子怎么回去泻得更厉害了？推拿之前是一天五六次，您这一推，好家伙，昨天到现在，八九次啦。"

当时我和这个医生一起，在我老师手下学习，这医生解决不了了，就来请老师了。我老师一看就明白了：你这是太急功近利了！治病也和做人一样，急功近利都是错的，要出问题的，闭门留寇就是你太急功近利的结果。

具体来说，止泻太早了，孩子肚子里还不干净呢，人家本身是靠泻肚自洁的，您这一推拿，想把泻止了，但那是断了身体自洁的路，身体不干呀，只能变本加厉地和你较劲，结果就从原来的五六次泻肚，变成了八九次了。怎么办？顺着身体的要求，成全人家呗，至少开始时绝对不能用补的手法止泻，而要先用清的办法，帮助身体一起把脏东西推出去。

后来，这个医生按照老师指点的用清的手法选清大肠、揉板门、清补脾

经、掐四横纹、摩腹等穴位，推了两三天，内里的邪气、脏东
西泻干净了，这才用补的手法止泻，补脾经、推大肠、揉板门
直。推横纹、摩腹、揉天枢、揉足三里、摩脐、揉龟尾等。这
次，才真的起效了，孩子的腹泻彻底好了。

| 4 | 大便很臭的时候不能止泻

说到这里，家长肯定要问了，我怎么知道我家孩子肚子
里有没有脏东西呢？我怎么知道什么时候吃补药就会"闭门
留寇"呢？

所谓脏东西，中医讲就是体内的秽浊之邪，这些秽浊之邪
可以停于身体的任何部位。我们这里
讲的，是停于消化道里的秽浊之邪。
消化道里是否有脏东西，从症状上很
好辨别，首先就是味道。消化道里有
脏东西，则孩子嘴里的味道很大，口
臭，这多是胃里有热；大便的味道也
很臭。包括秋季腹泻，看似是和大家
一样的病毒感染，但孩子和孩子不一
样，同样的病毒会结合不同孩子的体
质表现出不同的病症，肚子里有脏东

所谓脏东西，中医讲就是体内
的秽浊之邪，这些秽浊之邪可
以停于身体的任何部位。我们
这里讲的，是停于消化道里的
秽浊之邪。消化道里是否有脏
东西，从症状上很好辨别，首
先就是味道。消化道里有脏东
西，则孩子嘴里的味道很大，
口臭，这多是胃里有热；大便
的味道也很臭。这就绝对不能
补，至少要让身体把脏东西排
干净，大便不那么臭了，再止
泻。

西的孩子，大便也很臭。这就绝对不能补，至少要让身体把脏东西排干净，大便不那么臭了，再止泻。

前面我治的那个脾肾阳虚、早上五点就起来泻的孩子，大便一点味道都没有，他妈妈用"稀汤挂水"来形容孩子的便质，这就是典型的虚寒，火力不足，必须补。他不存在闭门留寇这个问题，因为肚子里已经没有可以留的外邪了。

还有呼吸道，如果孩子咳嗽，全天都吐黄痰，鼻涕也是黄的，就不要马上止咳，至少不能单纯地止咳，因为这个时候的咳嗽，就和腹泻一样，是身体的自我保护机制，身体想通过咳嗽，把黄痰这种呼吸道里的脏东西排出去。这个时候要是把咳嗽止住了，耳边倒是清静了，但真的就把病邪留在体内了。这个时候的治疗，具体说，就是要先化痰，痰化掉了，病邪就化掉了，咳嗽自然也止住了，因为它已经完成了自洁任务。腹泻也是，有的时候，你帮孩子把肚子里的脏东西排干净了之后，就算不止泻，孩子的泻肚也会逐渐转好，道理是一样的。

中医内科治疗腹泻有个方子，叫葛根芩连汤，出自汉代医书《伤寒论》。这个方子就是专门治疗湿热腹泻的，中医所说的湿热腹泻差不多是西医的急性肠炎、细菌性痢疾，也可称为胃肠型感冒引起的腹泻。但是有趣的是，这个治腹泻的方子里，有四味药——葛根、黄芩、黄连、甘草，而这四味药中，没有一个能止泻，相反，黄芩、黄连能够清理肠道湿热之邪，助身体将外邪排出体外。虽然没有止泻的药物，但随着肠道实热的清利，腹泻自己就止住了，原因很简单，腹泻完成了它的自洁功能后就停止了。

对于家长来说，在孩子秋季腹泻护理当中，要是孩子一边泻着，您一边用鱼肉这么补着，也能起到闭门留寇的效果，临床表现就是孩子的腹泻总不好，别的孩子可能三五天就好了，您的孩子可能两周都好不了。所以，孩子腹泻的时候，您一定要遵从医嘱，把孩子的饭菜做清淡一点，稀粥面条汤地委屈几天。其实，孩子的生长真不在乎这几天。整个病程过去之后，再加强营养，把营养追回来，是完完全全没有问题的。

尿床

穴位：肾经　关元穴　八髎穴

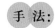 手 法：

补肾经： 肾经位于小指末节螺纹面。操作

时操作者右手拇指置于宝宝左手小指螺纹面，

做旋转推法，300 ～ 500 次。

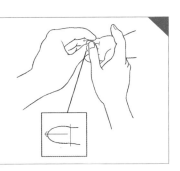

揉关元： 关元穴位于脐下 3 寸，相当于宝宝四根手指并拢的宽度。操作时用中指螺纹面或用掌做揉法，200 ~ 300 次。

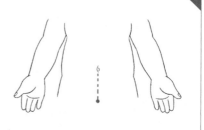

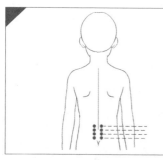

擦八髎： 八髎穴位于骶骨第一、二、三、四对骶后孔处，操作者用手掌面摩擦，称擦八髎。次数不定，擦至局部发热即可。

推拿注意事项：

1. 操作前先让宝宝小便以排空膀胱。

2. 操作者在推拿前要修剪指甲，清洗双手，保持双手温暖。

3. 按摩腹部时注意宝宝保暖。

| 1 | 我治过一个 18 岁还尿床的姑娘

小孩子尿床很常见，不能全归为疾病，但如果孩子达到一定年龄还是尿床的话，就需要家长注意了。那么，孩子长到几岁就不应该尿床了呢？

一般情况下，孩子在 3 ~ 4 岁就应该能控制排尿了，如果 5 ~ 6 岁以后还经常性尿床，如每周两次以上，并持续达 6 个月，医学上就称为遗尿症。在中国，男孩比女孩患病率高。

但是我见过一个特别的病例，一个女孩子到 18 岁了，还是尿床。女孩尿床这个毛病也是从小看到大，四处求医问药，可到现在还是没有治好。这不，现在考上大学，必须去外地读书了，这个毛病给她带来的心理负担就更大了。后来经别的医生推荐，就来我这儿了。

这是个甘肃的姑娘，一进诊室我就感觉，这孩子发育不太好，营养不良，面黄肌瘦的，平胸，完全不像个 18 岁的孩子。家长说她从小尿床，一直尿到现在，平时在家住的时候，床上都铺塑料布，就这么将就着长大。眼看要进大学住校了，可这个毛病让孩子觉得特别丢人，都不想去念大学了，家长也特别着急。

经过详细问诊和查体，我诊断这孩子是肾阳虚，肾气不固，尿液失去约束导致尿床。而像这种长时间的尿床表现，更贴合中医"久病无实"的理论。什么意思呢？任何一种疾病，要是拖延了这么久没治好，多是属于虚，就算一开始是实性的，经过这么多年的消磨也变成虚性的了，更何况这种固摄不住的问题，就是大脑皮层不给力，都是因为虚。

人在睡觉的时候是最放松的，大脑皮层作为最高统帅，这个时候也放松了对下面各个部门的管理，所以，睡觉的时候，意识是不清楚的，肌肉是松弛的，内脏的活动也是减少的，这是给身体自我修复的机会。

人在睡觉的时候是最放松的，大脑皮层作为最高统帅，这个时候也放松了对下面各个部门的管理，所以，睡觉的时候，意识是不清楚的，肌肉是松弛的，内脏的活动也是减少的，这是给身体自我修复的机会。

但是，在这种松弛中还是保留有兴奋点的，比如膀胱充满了之后，就会给大脑皮层发信号，告诉大脑："我憋不住了，要尿尿！"这个时候大脑就叫醒身体，去上厕所。但是，如果这个时候大脑皮层没被这个信号叫醒，或者发出了错误信号，就可能睡着就尿了。什么情况下会出现这个问题？什么情况下大脑皮层会很难被叫醒？就是大脑太累了的时候。这种情况孩子最多见，白天玩疯了，大脑皮层高度兴奋，到了夜里，睡得很沉，很难被尿意叫醒。

还有一种情况就是，大脑皮层这个最高中枢，作为"司令部"中的"司令"，体力不支，没体力应对了，这就属于中医讲的肾虚了。肾虚是引起小便失禁的一个重要原因，孩子是肾气还不壮实，老人是肾气已经衰弱了，所以，孩子会尿床，老人会尿失禁。其他年龄的人，不管是什么原因，只要影响到中医说的肾气了，也容易出现小便失禁的问题。

中医说的肾，不单是指我们负责小便的肾脏，中医的肾既包括西医的肾脏，也包括其他很多器官和系统的功能。如果我们把人体比作大树，中医的肾，就是树根。你想想，树根有问题，或者受伤了，或者没有足够的营养，树身能强壮吗？自然不能，这样的树，可能树叶枯黄的多，或者是枝干不繁茂，总之会出现各种问题。肾主骨生髓，肾也可以影响大脑皮层的功能，这也是孩子和老人的脾气会喜怒无常、说变就变的原因。就是因为他们肾虚，大脑皮层不能很好地控制情绪，所以，肾虚了之后，可以出现尿床，还可以有发育不良等表现，因为这些都依仗着树根呢，依仗着肾呢。

| 2 | 为什么贪官会被吓尿了？

中央现在抓廉政，每次抓到一个贪官老百姓都高兴，说习主席太给力了，解恨！很多报道还把这些贪官被抓的现场描写得很具体。我记得有篇文章透露了一个细节，说是这些贪官被带走的车上，车座位上要铺塑料布，为的是防止贪官因为害怕而吓尿了，把人家座位污染了！

我觉得这不是笑话，是完全有可能的。因为这些人不可能不知道自己在犯法，他们知道自己做了什么，也早就知道一旦事发，自己所面临的下场。而从医学上也完全解释得通，这种吓尿了的丑态是非常合乎医理的，从中医讲，是因为"惊恐伤肾"。惊吓可以对身体造成致命的打击，这个打击不是只伤了有泌尿功能的肾，而是对中医讲的肾——这个大树之根的损伤，其中包括了大脑皮层的一定损伤。在强大的刺激之下，大脑皮层突然失控，管辖小便的功能失职了，尿失禁就出现了。在中医都归结为肾虚，只是贪官被抓时的这个肾虚是急性的。任何人遇到巨大惊吓时，最大的可能就是尿失禁，而我看的这个尿床姑娘的肾虚是慢性的，经年累月所致，但病机都是肾虚。

以前有个医生看过一个病人，是个年轻人，有一次他自己去山里玩，赏风景。下山回来的时候天色已晚，他经过一个寺庙，隐约看到庙里有个巨大的卧佛躺在那里，本身这个庙是没有卧佛的，突然就来了一个，而且很大。因为天色暗了，他又是只身一人，越想越害怕，他不知道这意味着什么，几乎是落荒而逃地下了山。结果，从那开始，这个小伙子的小便就出问题了，每天要解十五六次，有点尿就得去，否则就会尿裤子，总之是一点尿也憋不住了，最后找了个中医，就是按照补肾的路数治好的，这就是很典型的惊恐伤肾。

中医的肾是先天之本，所以会随着增龄而出现肾虚问题，只不过有的人人还没老，先肾虚了。这很常见，因为导致肾虚的原因有很多，可以因为疾病，也可以因为先天体弱，后天又缺乏锻炼，总之是未老先衰。这种人虽然不至于尿床，不至于憋不住尿，但是会喝了水就尿，喝点水就要去厕所，而且有时水喝得还没感到解渴，就先出去尿尿了。有很多年轻的女孩子，看着很瘦弱的，平时手脚总是冰凉的，这都是因为肾阳虚，如果去看内科，医生会给她们开肾气丸之类的方子。如果她们自己经常揉揉丹田穴，对改善这种肾虚也是很有帮助的。另外有些孩子妈妈，生育宝宝过后，会出现尿频、夜尿频多、手脚冰凉，还可加按摩关元、太溪等穴位温肾助阳，治疗下焦诸多疾病，也非常好用。

再说回这个姑娘，我就是给她补肾，给她"司令部"中的"司令"吃补药，让大脑皮层晚上机灵着点，别睡得太死，所以我就取了百会穴。这个姑娘治病心切，我也替她着急，要是在北京这样的大城市，家长怎么可能让这个姑娘一直尿床尿到 18 岁？可能早给她看病了，而且要是能早治，效果也会更好。因为孩童时期尿床，即使是五六岁，补肾也来得及，所需补的程度也相对轻一些，这个姑娘来得太晚了，为了保证疗效，我让她天天来。姑娘内向，可能因为尿床这一毛病，心理自卑也不大爱讲话。她面色发白，黑眼圈比较深，我推拿时明显感到孩子手心冰凉，再问其月经情况，果然每次来时都会痛得厉害，典型的肾阳亏虚，寒气凝结。没有肾阳温煦，膀胱的固摄功能自然弱下来，于是我选了丹田、气海、关元、三阴交、涌泉、肾俞等一系列补肾助阳、温补气血的穴位，每天推一次，坚持了半年，果然尿床这毛病就被治好了。

| 3 | 我对尿床的孩子说："陈大大尿床尿到上初一呢！"

尿床的孩子有一个重要问题，就是心理问题，他们很自卑！我小时候，尿床之后家长会把尿湿的褥子晾在外边，那时候住大杂院，哪天谁尿床了，基本上一个院子都知道。如果孩子稍微大点，比如上学前后，就会成为同学耻笑的对象，大家会说他们昨天晚上又"画地图"了，就是说又尿床了。长此以往，这种孩子会变得很自卑，甚至会因此影响心理发育。

现在好些了，都住楼房，自成一体，就算尿床了，晾自家阳台上，别人也不知道。但是，家长不了解孩子的小心思呀，带着孩子来了，一进诊室，见着我就说，您快给看看吧，我们这个上学了还尿床呢！高喉大嗓的，孩子马上就蔫了，再问哪儿不舒服，可不愿意回答你了。

每到这个时候，我就要扮演他们的"同道""病友"。我就告诉他们，陈大大（北京人管比父亲年岁大的男性叫大大，意思是伯伯）小时候也尿床，我尿到上初一呢！

孩子一听眼睛马上亮了，刚才的怯懦一点都没有了，直盯着我看，估计是想：我才一年级，才尿到一年级，比这个医生强多了……我要的就是孩子的这种心理，接下来在我这儿治疗的几天，孩子可愿意来看病了，因为很快就可以不尿床了，而且治的时候不疼不痒的，还不用吃药打针。这种孩子，被尿床弄得就算是吃药打针都愿意！更重要的是，他们总算找到一个不笑话他们尿床，而且自己也曾尿过床的大夫！

尿床的孩子自卑，还有一个原因，是他们的肾阳虚本身也会加重自卑。前面我说了，肾是大树的根，肾阳虚的时候，生命的整体能量是供应不足的，不光是身体的能量不足，心理能量也不足，后者本身就可能引起自卑、胆怯，再加上家长总是唠叨抱怨，所以这些孩子我一看，就忍不住怜惜他们，因为他们看着神情都是乖乖的，很弱小，像安静的小猫似的，特别让人可怜。

前面我说的那个夜啼的孩子，他来看病，进诊室的时候是横着进来的，恨不得我摸摸他脑袋都能被他打一巴掌，那么小的孩子怎么这么横呢？其实也是身体使然，心里有火，有热，能量过剩，所以什么都不怕。尿床的孩子正与此相反，这个时候你再不注意保护他们的自尊心，这自卑的心结真可能就此落下了，就算以后不尿床了，这个心结能不能解开都是问题。

除了不要责怪孩子，家长还要配合一点，睡觉前或者说白天，别让孩子玩得太累太兴奋，特别是治疗刚开始的时候。因为这个时候正在培养神经的反射，要给个不受干扰的培养时间。

白天清醒时，人的大脑皮层处于兴奋状态，即便你没有疯打疯闹，只要醒着，大脑皮层就要工作。如果再加上疯打疯闹，大脑皮层就更兴奋了。而且孩子疯起来是不会克制的，他们小，不会顾忌很多，玩起来很尽兴。所谓尽兴，就是大脑皮层彻底兴奋，这样一天下来，大脑皮层就很累，到了晚上就更休息得彻底了。

如今有好多成年人失眠，失眠的人有个特点，白天和晚上清醒程度差不多。他们白天、晚上都浑浑噩噩的，这种人，吃安眠药不是好办法，因为安眠药不是只能把晚上的兴奋抑制住，第二天早上还是有安眠药的药性在体内存留，结果第二天这人也是迷糊的，也不兴奋，这样白天、晚上的兴奋、抑制之间的差异幅度不大，晚上就难睡好。只有兴奋、抑制的变化幅度大，晚上才能安睡。

所以，医生会告诉失眠患者，白天多运动，多运动就是使身体在白天充分兴奋起来，这样肢体和大脑皮层到了晚上才会疲劳，才会因此而进入抑制状态，才能不失眠。而尿床的孩子白天不要太兴奋，也是因为这个道理，不太兴奋，晚上的抑制程度就不会那么高，就能被尿意叫醒，所以，至少要保证在入睡前 3 个小时内不要过于兴奋。

尿床的孩子白天不要太兴奋，也是因为这个道理，不太兴奋，晚上的抑制程度就不会那么高，就能被尿意叫醒，所以，至少要保证在入睡前 3 个小时内不要过于兴奋。

呕吐

穴位：天柱骨　板门　脾经

手　法：

（1）天柱骨：天柱骨为颈后发际正中至大
椎穴的一条直线。操作时用食中二指指腹自颈
后发际正中直推至大椎穴，300 ～ 500 次。

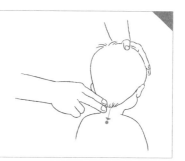

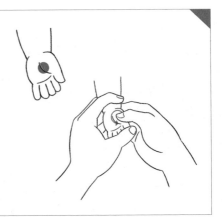

（**2**）**揉板门：**位于手掌面大鱼际平面。操作者一手持宝宝手以固定，另一手拇指指端揉宝宝大鱼际平面，称揉板门；用推法自指根推向腕横纹，称板门推向横纹，反向推称横纹推向板门；次数为 200 ~ 300 次。

（**3**）**补脾经：**脾经位于拇指桡侧缘，自指尖到指根成一直线。操作时令宝宝左手拇指屈曲，操作者右手拇指置于宝宝左手拇指外侧缘，自指尖向指根做直线推动，300 ~ 500 次。

一个天柱骨穴就把垂危的孩子救回来了

孩子小时候容易吐，特别是半岁以内的小孩，这是由于新生儿的胃还没长好，也没归位，呈水平状，加上和食道相连的贲门比较松弛，吃奶之后，奶容易从嘴角溢出来。所以，小月龄的孩子，喂奶之后一般要抱起来拍拍背，把吃进去的空气排出来，这样就不会溢奶了。但是，这种呕吐基本属于正常现象，不影响生长发育，过了6个月就逐渐减轻或者消失了，不能算病。

值得到医院当病看的呕吐，一般都比较严重了，我知道最严重的一个病例，是我老师的老师，中国著名的小儿推拿专家孙重三先生所治疗的一个孩子。那是20世纪60年代，孩子呕吐得非常严重，已经四五天水米不打牙了，什么东西都吃不进去只能喝水，而喝进去的水也很快就被吐出来。那时候医疗水平、交通都不发达，当地医生没辙了，告诉家长准备棺材吧，估计孩子把自己那点身体营养耗干净了，人就死了。

就在这时，有人告诉他们，去找孙重三大夫看看，说的就是我老师的老师，当时在山东省中医院担任推拿科的主任，家长抱着最后一线希望去了。老师看了看孩子的情况，的确很严重，如果再抱来晚一点真的就没什么希望了。

因为情况紧急，老师用了他的绝招，推下天柱骨。就是从上往下推颈部后方。天柱骨这个穴位可以降一切中医所讲的"逆"，例如肺气上逆导致的咳嗽，胃气上逆导致的呕吐，其

> 孩子小时候容易吐，特别是半岁以内的小孩，这是由于新生儿的胃还没长好，也没归位，呈水平状，加上和食道相连的贲门比较松弛，吃奶之后，奶容易从嘴角溢出来。所以，小月龄的孩子，喂奶之后一般要抱起来拍拍背，把吃进去的空气排出来，这样就不会溢奶了。

中包括这种严重的呕吐。老师一声不吭地推了十几分钟的天柱骨，用手沾了水，往孩子嘴里淋了几滴，没吐，又接着推，推到 30 分钟左右的时候，喂了点米汤，孩子也没吐，之后又连续推了几天，孩子终于被从鬼门关拽回来了，可以正常吃饭了。他后来教学生的时候，有学生问他："老师，我之前也用天柱骨止呕，可为什么效果不好呢？"老师就会反问学生："推的时候你守住了没有？"后来，我拜他的学生当老师，如果按辈分算，他算是我师爷辈的了，我琢磨他说的"守住"，可能就包括在推拿时全神贯注，不说话。不因为说话分神，这种全神贯注的投入是带着气场的，虽然现在医学无法证明原因，但效果的差距是事实。这也是造成老师手法效果和学生手法效果产生差异的原因。做医生好比做厨师，都是炒鱼香肉丝，高级厨师和一般伙计炒出来的，肯定味道不一样，虽然用料是一样的，差别就在火候的掌握甚至翻炒时的手法上，推拿也一样，力度、频率等都很重要，除此之外，守神对我们的操作也十分重要。

2017 年 4 月我的门诊来了一个小女孩，这个小孩是我的老朋友了，在上学之前一直在我这里推拿，平常身体还不错。这次过来主要是因为连续呕吐了 3 天，每天吐 1～3 次。西医院做了各项检查也不知道是什么原因，给开了药吃了 3 天也没效果，就过来我这边了。她过来的时候，我看她整个精神状态不大好，面色发白，趴在妈妈怀里不大愿意动，舌头也偏红，少苔，就问她妈妈吐之前吃什么特别的东西没？呕吐物是什么样的，有气味没？妈妈告诉我呕吐前几天吃的炸薯条和肉比较多，呕吐的东西就是吃进去的食物，一吃东西就容易吐，刚开始两天吐的东西发酸。我认为孩子是由于过食油腻辛热之物导致胃气上逆，又兼有阴伤的表现。当时考虑急则治标，缓解痛苦，就首先给她推天柱骨 5 分钟，之后又加了几个调和脾胃的穴位，当天晚上妈妈就通过微信告诉我孩子没吐。为了巩固疗效我让她第二天再过来继续治疗，等第二天看到孩子的时候，面色、精神状态好多了，连续推了三次孩子就彻底好了。

天柱骨是我们在临床上应用的一个降逆止呕的重要穴位，对各种原因引起的呕吐都有很好的治疗效果。另外它还具有清热的作用，可以用来治疗受凉引起的发热，嗓子疼，颈部肌肉疼痛不适，惊风等。天河水是属于临床上清热效果非常好的一个穴位，所以我们把它归纳为清热类的穴位，但是这个穴位在清热穴位里面比较特殊，它的穴性比较平和并且具有清热而不伤阴的特点，对于表热、里热、虚热、实热等各种类型的热症都适合，所以无论何种原因引起的热象都可以选用。

肚子疼

穴位：一窝风　外劳宫　肚角

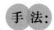 手 法：

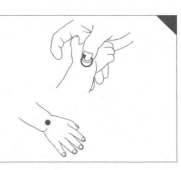

　　一窝风：一窝风穴位于手背腕横纹

正中凹陷处。操作时用拇指指端作揉法，

200 ~ 500 次。

外劳宫：外劳宫穴位于手背，第三、四掌骨中间，与掌心相对处。操作时用指端做揉法，3 ~ 5 分钟。

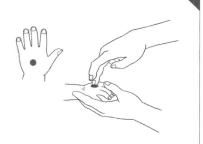

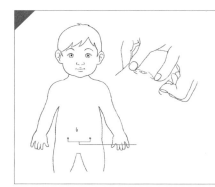

拿肚角： 肚角穴位于脐下 2 寸，旁开 2 寸的两大筋处。操作时用拇、食、中三指向深处拿之，一拿一松为一次，称拿肚角，3 ~ 5 次。

推拿注意事项：

1. 在进行操作前，室内的温度尽量适宜。

2. 操作者在实施手法前也应当使双手温暖，以免孩子再次受凉。

3. 对于刺激性比较大的穴位当以孩子能耐受为度。

| 1 | 孩子肚子疼，多是因为虚寒

因为肚子疼来找我的孩子很多，家长也担心，很多孩子之前已经去了西医医院，为了查出问题所在，B 超之类的常规检查都给孩子做了，但是很少有找到病因的，最多说是淋巴结肿大，或者直接就说是肠痉挛。但是什么原因引起的淋巴结肿大、肠痉挛，并不知道。

咱们先说淋巴结肿大。肠道的淋巴结很多，遇到感冒或者肠道感染，病毒、细菌就沿着血循环被运到肠道淋巴结了，就可能使肠系膜淋巴结因为炎症而肿大，孩子的肚子疼可能是因为这个。

但是，这种肚子疼有个特点，一般是伴随着上呼吸道感染同时发生的，而且主要受累的是回肠末端的一组淋巴结，所以以右下腹的疼痛最常见，和急性阑尾炎疼痛的部位相近，疼痛的性质可为隐痛，也可为剧烈的痉挛性的疼痛。

事实上，找到我这里来看肚子疼的，极少有肚子疼伴随上呼吸道感染的，所以淋巴结肿大不一定是引起肚子疼的原因，而平时最常见的引起孩子肚子疼的诱因就是受凉。我遇到的一个孩子就是，每次游泳之后就会有肚子疼的症状。

这个孩子是个 4 岁的小男孩，为了增强体质，家长给他报了游泳班，但没想到的是，这个孩子每次游泳回来都说肚子疼。家长很担心，马上去西医院就诊，医院诊断为肠痉挛。家长这就有点摸不着头脑了，孩子很结实，平时也有相应的体育锻炼，怎么好端端的就痉挛了呢？后来就来我这里寻求

帮助。经过详细的问诊，我觉得引起这个孩子肚子疼的原因没那么复杂，可能仅仅是受凉导致的，于是我采用了一套温阳散寒类的手法，给他用了上三关、一窝风来温暖他的中焦以散中焦的胃肠之寒，再加上摩腹来调理他的腹气，一共推了四次，再去游泳他就不闹肚子疼了。

还有一个特别的例子。一次我去电视台录有关小儿感冒预防和治疗的健康节目，因为要现场演示，编导就帮我找了个孩子当模特，是个小女孩，不巧的是，节目才录到一半，小姑娘就闹肚子疼了。可节目录制要动用很多资源，编导就希望小姑娘能忍一忍，但小姑娘面色苍白，有些哭闹。我见状将小姑娘拉到身边，发现她小手冰凉，肚子也凉凉的，再加上录制当天冷气开得很大，小姑娘穿得还不多，我初步判断她为受凉所致。

于是，我就让孩子坐在我腿上，一边安抚她，一边给她摩腹，大概摩了5分钟，孩子就悄悄告诉我，"叔叔，不疼了"，肚子疼的症状就这样缓解了。录制结束后我就将摩腹的手法教给家长，嘱咐如果孩子回家还是疼，就这么摩。因为这个孩子是虚寒体质，可能稍微受凉就会肚子痛，日常要注意保暖。

还有一次经历是在去山东开学术会议的动车上。在天津站上来一家三口，都是胖胖的体形，穿着短袖短裤，因为是五月份，他们这一身凉爽的穿着引起了我的注意。开车还没到半小时，就有孩子就哭闹起来。我刚开始以为是孩子闹脾气，也没在意，可又半小时过去了，就有孩子还是哭闹，且越来越严重。家长也担心起来，寻求列车员的帮助，看看有没有同行的医生能帮忙瞧一瞧。听到列车员的广播，我就过去了。

过去一看，是那个穿短袖的孩子，家长告诉我，孩子一直闹肚子疼。摸摸体温，还好，没有发热。经过简单的查体和问诊，在排除急腹症后，我初步判断为受凉所致。于是我给他用了一套温阳散寒止痛的推拿手法。当时选的是肚角、外劳宫（当时肚角用的是拿法，拿了 3 次：用两手拇指放在肚角穴的位置，食指与中指放在其后背相对的位置，两手相对用力向深处拿住肚角穴，做一提一紧、一拉一松的操作。此法操作时以患儿能耐受为度。外劳宫采用的是揉法），推了十分钟左右，孩子就不哭了。很明显，孩子的疼痛缓解了，再推一会儿，腹痛的症状消失了，家长这个感谢呀，他们也担心在车上发急病，正慌呢。

我嘱咐家长，小孩子体温调节能力没有成人那么强，不能你们穿什么衣服就给孩子穿什么衣服。这个月份，早晚温差变化很大，一定要注意保暖，不注意的话，孩子肚子痛的症状会时常发生的。

| 2 | 孩子肚子疼，也是一种"生长痛"

大家应该都听说过孩子的"生长痛"吧？就是在孩子发育的时候，因为长得太快，营养来不及供应，孩子会出现腿疼的症状。因为腿上的长骨在孩子长个子时，是发育速度最快的，也是营养最容易缺乏的，所以因为生长而出现的疼痛，多发生在那里。事实上，医学上还有一种叫"胃肠生长痛"的，发生的机理与此类似，很多孩子都有"胃肠生长痛"的问题。

处于生长发育旺盛期的儿童，不但骨骼在快速增长，内脏的胃肠也在同步生长，血液的供给就会相对不足，再加上孩子的各个器官、系统发育都不成熟，植物神经功能的稳定性也差，这就更容易导致胃肠的平滑肌因为血液循环不良而出现痉挛性收缩，孩子的肚子疼就是从这里来的。而对于身高增长比较快的孩子，肚子疼的症状可能更常见一些。

> 处于生长发育旺盛期的儿童，不但骨骼在快速增长，内脏的胃肠也在同步生长，血液的供给就会相对不足，再加上孩子的各个器官、系统发育都不成熟，植物神经功能的稳定性也差，这就更容易导致胃肠的平滑肌因为血液循环不良而出现痉挛性收缩，孩子的肚子疼就是从这里来的。

　　胃肠生长痛的特点就是反复发作，每次疼痛时间较短，一般也就是十几分钟，有的每天数次，有的每小时数次，疼痛部位以脐周为主，其次是上腹部。轻的仅仅是腹部不适，重的则会拧着疼，就是所谓的痉挛性疼痛，而且由于严重的疼痛，孩子的脸色也会发青发白，引起恶心呕吐，肚子里还可听到咕噜咕噜的声音。但是，一旦疼痛缓解，孩子的精神、饮食状态很快就恢复常态，跟平时一样，因为这毕竟不能算是疾病，只能说是生长发育过程中的生理现象。

　　这种胃肠生长痛，多见于 4 ～ 8 岁的孩子，多因饥饿时吃了冷的食物而诱发，因此很容易被误诊成胃肠炎或者阑尾炎，包括前面说的肠系膜淋巴结肿大。

　　我治疗这样的孩子，采取的都是温补的手法和穴位，其中的外劳官升举阳气的力量很大，如果操作时力度过大或时间过长，阳气升发太过，可致呕吐。其他穴位，如肚角、一窝风、上三关都是温性的，特别是上三关，能够温通全身阳气，散寒止痛。

小儿推拿手法的运用和中医遣方用药有相似之处。针对腹中拘急疼痛、喜温喜按、神疲乏力、虚怯少气的症状，可用小建中汤。小建中汤是有近两千年历史的中医名方，它可温中补虚，和里缓急，多用于中焦虚寒之腹痛。而现在就更方便了，我们可以在药店买到成药制剂，即"小建中颗粒"。对于虚寒体质，容易发生腹痛的孩子，可适当服用此方。

本方组方很简单，只有桂枝、白芍、大枣、生姜、甘草、饴糖这几味药，这些药物相配，能够温补中焦，缓解虚寒所致的拘挛疼痛，对于气血不足引起的各种腹痛，无论是成年人的各种胃肠溃疡或是慢性胃炎，还是小儿生长发育过程中的生长性腹痛，均可治疗。我选择的小儿推拿穴位组方思路也是这样，针对小儿虚寒性腹痛，选择温补中焦、缓急止痛的手法进行治疗。

那么，什么是虚寒性的疼痛，怎么知道孩子的肚子疼是虚寒所致的呢？这个很重要，也很好辨别，属于虚寒性的腹痛，孩子多喜欢弯着腰，或者蹲着，家长用手按按肚子他也不拒绝，甚至愿意让大人用手按着或用热水袋敷着，即中医说的"喜温喜按"。出现这些症状，可能就是虚寒性的腹痛。

如果孩子肚子疼，在地上打滚，而且不让碰肚子，这就可能来者不善了，一些急性的炎症，比如阑尾炎、急腹症都会是这样，不让碰，中医叫"拒按"，这些往往是实证或是热证。简单讲：喜按的多是虚寒，一般不是急病，拒按的多是实或热，往往是急病。

这种不是急病的虚寒性疼痛，疼痛往往不剧烈，多为绵绵腹痛，但是疼的时间长，反复发作，时好时坏。而这种虚寒性腹痛，更需要家长日常精心护理。我经常嘱托家长，不能在我这儿治得不痛了，回家照样吃冷的，照样不注意保暖，温补体内虚弱的阳气是个慢功夫，一定要注意孩子日常的护理。在饮食上，一来不要喝冰水，二来可以在平时喝的水中加姜和饴糖，这都是前面小建中汤的药物。姜就是我们菜市场里买的生姜，给孩子切上三片，饴糖在药店可以买到。和我们吃的白糖冰糖不同，白糖冰糖是甘蔗或者甜菜榨的糖，所以性质和甘蔗一样，有点偏凉，饴糖是从大麦高粱之类的粮食里发酵得来的，所以和粮食的性质一样，是偏温的，但温性又不太大，和生姜配在一起煮水，那种温热的程度用来保健正合适。饴糖用上 10 克，和三片生姜一起可以煮成两杯水，趁热喝，或者正疼的时候喝，或者是受凉了之后，腹痛还没发作就喝，提前遏制腹痛的发作。

中国人带孩子，老理讲究要穿兜肚，就是提防孩子肚子受凉。因为肚脐这个部位皮肤最薄，血管也最丰富，同时也最容易受邪。这个部位保暖不当，极易造成腹痛。

中国人带孩子，老理讲究要穿兜肚，就是提防孩子肚子受凉。因为肚脐这个部位皮肤最薄，血管也最丰富，同时也最容易受邪。这个部位保暖不当，极易造成腹痛。

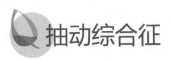

抽动综合征

穴位：天河水　心经　肝经　小天心

手 法：

（1）**清天河水：** 天河水为前臂内侧腕横纹中点至肘横纹中点的一条直线。操作时用食中二指指腹自腕横纹中点至肘横纹中点方向直推，300 ~ 500 次。

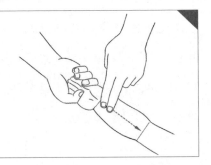

（2）清心平肝： 心经位于中指末节螺纹面，肝经位于食指末节螺纹面。操作时将宝宝食中二指并拢，用拇指自两指末节横纹向指尖方向推，300 ~ 500 次。

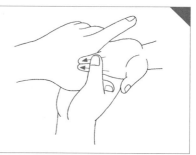

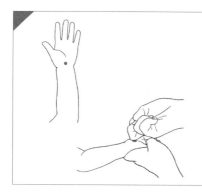

（3）捣小天心： 小天心位于手掌面大小鱼际交接处。操作时用中指尖或屈曲的指间关节做有节律的叩击，300 ~ 500 次。

推拿注意事项：

1. 推拿时首先一定要减轻孩子的心理压力，营造一个轻松愉悦的氛围。

2. 推拿操作过程中手法要柔和，以免让孩子产生抗拒，加重心理负担影响疗效。

3. 捣小天心时穴位应准确，节奏规律。

4. 家长要保证孩子有充分的休息，对孩子要多加关爱，多鼓励启发孩子，不宜施加精神压力。

| 1 | 小男孩为什么爱做"鬼脸"？

抽动症这个名字，家长一听就紧张，很容易就想到抽风，想到神经系统出毛病了，一下子就觉得是大病。如果家长知道了这个病名的全称就更得害怕了，它的全称是"抽动秽语综合征"。

一般情况下，医学上，只要称之为"综合征"的，都是发现这个病的时候还没搞清原因，不能用原因命名，不像心慌的时候，医生一查，发现是心脏窦房结的问题，给出的诊断就可能是"窦性心动过速"，病名里面一般都带着病因。"综合征"不是，就是找不到病因，但却发现这种病挺多，不起个名字治疗起来很不方便，没办法，要么用发现这种病的医生命名，比如"阿尔茨海默病"——就是原发性老年痴呆，要么就用病的症状命名，比如这个抽动秽语综合征。得这个病的孩子一般有两个特点，一个是脸呀身体不停地抽动，一个就是嘟嘟囔囔的，嘴里好像在说脏话骂人，所以叫秽语。

这个病和神经系统的发育有关，通俗地讲，问题出在脑子里。一种说法认为是过度营养导致的。在孩子脑发育早期，兴奋性氨基酸引起了兴奋性神经元持续去极化，也就是过度兴奋，由此导致了一系列奇怪症状。从这个道理上看，这也是孩子在发育过程中难以避免的一种现象。

　　家长一般会发现，最近一段时间，孩子总是挤眉弄眼的，要么眨眼，要么鼻子抽动。一开始家长多以为他们是看电视看得眼睛不舒服，或者感冒了鼻子不舒服，但感冒好了鼻子抽动的毛病却落下了，甚至还发展了，出现甩头、点头、耸肩之类的动作，乃至于整个身体的扭转。每天的发作频率不一样，轻的十几次，重的可达几百次。

　　除了做鬼脸、做怪动作，有的孩子还同时出怪声，家长也容易以为是孩子嗓子不舒服，不断干咳，甚至像小狗的叫声，嘟嘟囔囔的，这就是医学上所说的秽语症。这种情况，越是在孩子一个人待着的时候越严重，和别人讲话的时候会好些，在讲话的停顿中容易出现，因为孩子还是有自制力的，只是他们有时候控制不住。

　　这种综合征，在 2 岁到 15 岁之间的孩子最容易发生，平均多在 7 岁左右，而且男孩子发生的概率更大。但值得庆幸的是，这种病通过治疗可以治愈，有的孩子甚至可以自愈，自愈率占 3%。

　　家长如果仔细观察就会发现，这种病会随着孩子情绪的激动而加重，受批评了，生气了，委屈了，会加重。这些特点正如中医所说，是心火旺导致的，而孩子是最容易

　　西医里说的过度兴奋就是中医说的"心有余"。中医的心，是与精神、与神经系统关系最密切的，无论是家长，还是老师，如果不知道孩子的这个特点，轻易教训孩子，很容易激惹起他们的心火，由此加重这个综合征。

"心有余"的，西医里说的过度兴奋就是中医说的"心有余"。中医的心，是与精神、与神经系统关系最密切的，无论是家长，还是老师，如果不知道孩子的这个特点，轻易教训孩子，很容易激惹起他们的心火，由此加重这个综合征。

| 2 | 一场电影引发的抽动秽语综合征

我治疗的这个孩子，5 岁多，男孩，他的病发得很奇怪，他妈妈说，是因为看了一场电影，之后就开始抽动了。那场电影还是专门给孩子拍的儿童片，但可能是 3D 的，光影效果很好，视觉上很刺激，眼花缭乱的，结果还没回家就开始犯病了。

和前面说的症状一样，做鬼脸、挤眼睛、嘟嘟囔囔的，到医院的时候也闲不住，招猫逗狗地折腾，用北京话说是讨人嫌。但是，从医生的本能上，我一看就知道这孩子不对劲，不正常，有点控制不住自己的感觉，而且，孩子很瘦，从中医的直觉上我认为他有明显的阴虚病机。

属于阴虚的人，不管大人还是孩子，都容易偏瘦，而且这个瘦还可能是干瘦，缺少水分的感觉。因为阴虚通俗讲就是身体里的水分少了，水少了就会发干，也会上火，因为水制不住火了，失衡了。这个孩子的抽动、讨人嫌就是上火，心里有热的表现。

我让他伸出舌头一看，好家伙，更是阴虚没跑了，舌头很红，而且都有"地图舌"的意思了。地图舌是中医的一种病态舌象，就是舌质上面有裂痕，看上去像地图一样，一块一块的，有的人先天就这样，但更多的人是因为阴虚，伤阴很重的时候才会出现地图舌。再问孩子家长，说孩子夜里睡觉的时候还有盗汗，得，又一个阴虚的证据。

孩子比大人更容易出汗，因为孩子的代谢旺盛，但夜里出汗一般就不正常了。因为夜里的代谢已经降低了，不应该出汗，特别是快醒的时候出汗，或者因为这一身汗而醒了的，这多是盗汗。阴虚的时候会出现这种盗汗，大人也如此。

孩子比大人更容易出汗，因为孩子的代谢旺盛，但夜里出汗一般就不正常了。因为夜里的代谢已经降低了，不应该出汗，特别是快醒的时候出汗，或者因为这一身汗而醒了的，这多是盗汗。阴虚的时候会出现这种盗汗，大人也如此。

孩子的胃口也不好，因为阴虚是全身性的，包括胃阴虚也会有。胃阴虚的时候，消化吸收功能就弱了，这种孩子一般胃口都不好，就算有的胃口尚可，但只要是胃阴虚，甚至像这种舌头都是地图舌的，孩子一般也会偏瘦。一方面因为吃了但是不吸收，一方面因为阴虚的孩子消耗很大，有点热量也消耗出去了，没法长肉。

给孩子推拿的时候我都要先和他们聊天，和他们拉近距离。这孩子也一样，他很快就告诉我，他马上要上学了，但是上哪个学校还不知道呢，别的小朋友都定下了学校，唯独他，还不知道哪个学校能接受呢。

　　他们是外地户口，父母在北京打拼得挺出色的，所以对孩子要求也严格，来我诊室的时候就能看出来，孩子妈妈不断地教育她儿子，管得很严。很明显，这个孩子的心火旺，包括抽动症的发生，和他的生活环境、家庭教育有关，管得太严了，孩子都有点焦虑了。焦虑，在中医里就是心火，你想想，一个还没上学的孩子，为自己以后上哪个学校发愁，这不是焦虑吗？

3 压力大会加重孩子的"抽动"。

　　我给他用了清天河水、清心经、清肝经、捣揉小天心、揉百会等推拿手法，一类是滋阴清热，一类是疏肝理气，安神的，针对的是他的心火旺。"心火"和"心阴"是一对，心火盛的时候就要消耗心阴，反过来，心阴虚的时候，心火就会亢盛，所以，清心火必须配合着补心阴。

　　打个更通俗的比喻，心火就是让孩子抽动的罪魁，得把它打压下去，但是打压的同时得给它找个安身之处，它才能在里面住下来，消

　　心火就是让孩子抽动的罪魁，得把它打压下去，但是打压的同时得给它找个安身之处，它才能在里面住下来，消停下来。心阴就是它的安身之处，安身之处建好了，心火打压下去之后才能长时间地住在里面，不再跑出来瞎折腾。否则，只是清心火，不给心火找出路，这种治疗的效果就不长久，不稳定。

停下来。心阴就是它的安身之处，安身之处建好了，心火打压下去之后才能长时间地住在里面，不再跑出来瞎折腾。否则，只是清心火，不给心火找出路，这种治疗的效果就不长久，不稳定。

有抽动症的孩子，也会去看西医，一般情况下就是用一些有神经抑制效果的药物来控制，比如大人吃的安眠药安定那一类的，家长一般很难接受，他们会觉得孩子这么小就吃抑制神经的药，会把孩子吃傻了，影响大脑发育。

其实，医生开药，一定会根据孩子的病情和药物的副作用来衡量的，只要是正规医院的医生开的药，一般不至于让孩子因为治病而吃傻了。但是安眠药治疗这种抽动症，确实有个问题，因为安眠药是抑制性的，等于生硬地把心火给压下去，吃了药的孩子不仅抽动少了，睡觉也多了，确实"安定"了。

但是，被压下去的心火去哪儿了呢？没地方去，只能是你吃药的时候，心火就消停点，停了药它又窜出来捣乱了，因为你没给它找到住处呀。所以，就算没有吃傻了的副作用，至少这种治疗方式不是根本性的，而中医无论是通过药物还是通过穴位按摩的补阴，都有去根的效果。用中医的理论说，驱邪的同时，还给邪找了出路，好比我们要去胃火的时候，经常要通过去火药泻一次肚，胃火就随着泻肚消了，清心火的时候补心阴与此原理近似。

孩子一个星期来我这儿4次，每次推拿20分钟左右，坚持了三个月，不仅抽动症不再犯了，胃口也好了，很明显，补阴起了效果。后来，他妈妈也学会了一点，回家经常自己给儿子推推，维持着疗效。

在治疗的过程中，他妈妈也发现，只要学校里有事情，老师批评了，或者回家妈妈说他了，就要犯病。很明显，压力是造成孩子抽动症发生和加重的关键，这是家长特别要注意的。其实这个道理仔细想一下也可以想明白，能量是守恒的，你总是各个环节管着他，约束着他，孩子的能量发散不出去，积酿久了，积酿多了，就要找地方宣泄，这种不停的抽动其实也是他能量宣泄的一个渠道，甚至可以说，你压得越狠，他憋得越重，抽动之类的心火盛的问题也就越重。

这个小男孩后来上学了，总是记不全老师留的作业，其实这对孩子来说也很正常，一来他们还小，还不习惯学校的管理；二来这种孩子本身心火盛，不像其他孩子那么稳定安静，甚至不能全神贯注，挂一漏万的事就会经常发生。为这，家长如果再教训孩子，他们的心火就会更旺，下次反倒更记不住了。

在某种程度上说，很多孩子记不住作业，上课管不住自己，其实都是一种心火盛的病态。一方面要让医生治病，老师家长也一定不能再以教育、管理的名义给他们添病，否则，就算医生治好了，您一顿教训孩子，得，又回到治疗之初了。

这种抽动症，往轻了说，是孩子生长发育过程中的一个自然过程，只要正确地引导，必要的时候治疗干涉，孩子一般都可以自愈。但是，如果控制不好，或者不断因为外因而加重，孩子甚至会有暴力行为和自伤行为，比如咬伤自己的嘴唇，弄伤面颊，用头撞墙，等等。统计显示，这种病控制不好的时候，约 75% 的孩子存在学习问题，学习能力下降，甚至不能完成正常的学业。所以，家长要知道这个病，而且要在养育过程中，不再人为地创造这种病发生、加重的条件，给孩子一个轻松的生长环境。

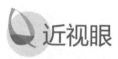 近视眼

穴位：肝经　四白　风池　脾经

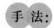 手 法：

（1）清肝经：肝经位于食指末节螺纹面。操作时操作者右手拇指置于宝宝左手食指螺纹面，自指尖至指根方向直推，300～500 次。

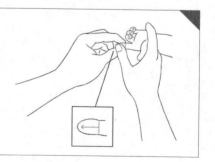

（2）**揉四白：** 四白穴位于双目眶下孔凹陷处。操作时操作者用双手食指指腹置于穴位上做揉法，余指微握拳，100～200次。

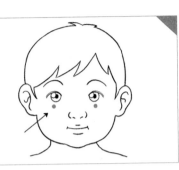

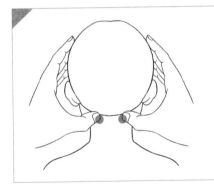

（3）**揉风池：** 风池穴位于耳后高骨向内约1拇指宽处。操作时操作者双手拇指置于穴位处做揉法，余四指并拢置于头部两侧，200～300次。

（4）**补脾经：** 脾经位于拇指桡侧缘，自指尖到指根成一直线。操作时令宝宝左手拇指屈曲，操作者右手拇指置于宝宝左手拇指外侧缘，自指尖向指根做直线推动，300～500次。

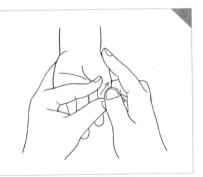

推拿注意事项：

1.操作者应在推拿前修剪指甲，以免刮伤宝宝皮肤。

2.尽量保证室内光线舒适。

3.操作过程中手法均匀柔和。

4.进行头面部操作时，被操作者应该闭合双眼。

5.坚持进行操作。

| 1 | 近视眼的孩子多是"脾气虚"

现在近视眼的孩子越来越多，我看过几次统计，近视眼在孩子中的发病率呈上升趋势，好像到了中学，70% 的孩子都戴眼镜了。

之所以如此，首先是用眼过度。现在的孩子学业压力大，要看的东西多，而且孩子现在念书，不仅看纸上的字，还有电脑电视手机等电子设备里的内容，这些电子设备里的内容，怎么着也比纸上的东西更吸引人，因为除了内容，还有吸引人的影像效果。所以，看书可能走神，但看视频、手机、电视，很多孩子是死死地盯着看，目不转睛，如果观察他们，会发现他们可能连眼睛都不眨。现在近视眼增多，如果仅是看书，不至于如此，关键还是有这些电子产品的"助力"，后者导致的眼睛疲劳程度更高，近视眼就更高发了。

这是一个外界因素，社会进化必须付出的代价，当然也有眼睛局部的因素。但近视眼的发生，绝对不是局部眼睛的问题，至少不全是，这一点，中医早就有论述。

隋朝的巢元方，是个名医，他写过一本《诸病源候论》，其中就有"目不能远视候"的记载。明代名医王肯堂所编的《证治准绳·杂病·七窍门》，把近视眼称为"近觑"。而对于近视的治疗，早在《黄帝内经》的《灵枢》中就写了："气脱者，目不明。"意思是，气虚气不足的人，眼睛看东西就不清楚不明亮，因为"五脏六腑精阳之气，皆上注于目而为睛，故阳气脱则目不明"，后面这一句，是明代名医张景岳的详细解释。

人类的眼睛是可以感知光线的器官，眼睛就好像照相机的镜头，瞳孔就是光圈，在接受光线刺激时能自动改变大小，光线暗时瞳孔就会散大，使进入眼内的光线增多，你看到的东西，就在视网膜上显现了。

为了更好地看清近处的东西，调节眼睛晶状体的睫状肌就会使劲收缩，好像照相机对光聚焦似的，使看到的东西正好呈现在视网膜上。长此以往，睫状肌总是不断地调节，疲劳不堪，就会产生痉挛，这个时候就会出现视力模糊、眼胀、眼痛、头痛等疲劳症状。此时如果去测，视力已经下降了，但是，现在还是"假性近视"，因为只是肌肉痉挛嘛，跟抽筋似的，休息休息还能松弛下来，还能还原。

但是，如果没休息，照样用眼过度，不及时矫正，调节眼球的肌肉就会慢慢被拉得失去弹性，好像皮筋似的，拉到一定程度就没弹性了，这个时候，就会变成"真性近视"。简单说，孩子的近视眼，就是眼睛的肌肉被累瘫了，累虚了。因为中医讲脾主肌肉，这个肌肉指的是全身的肌肉，其中也包括眼部调节晶状体的肌肉，所以和肌肉有关的问题，在中医里都和脾，或者说和脾气虚有关系。所谓气虚，就是功能弱了，其中包括肌肉的拉伸功能，也包括运送营养的功能。后者弱了，就不能把眼睛需要的气血、营养物质升举到眼睛上去。

> 孩子的近视眼，就是眼睛的肌肉被累瘫了，累虚了。因为中医讲脾主肌肉，这个肌肉指的是全身的肌肉，其中也包括眼部调节晶状体的肌肉，所以和肌肉有关的问题，在中医里都和脾，或者说和脾气虚有关系。

　　除了近视，还有一种孩子是"弱视"。这种弱视，就是戴眼镜也矫正不过来，眼科医生对这种病的解释是，什么部件都不缺，就是功能不足，功能弱，导致了弱视。其实，弱视也是中医脾虚的典型结果，治疗的时候，除了采用眼科专业治疗弱视的规定办法，如果配上中医补脾气的药物或者推拿手法，效果会更好。

｜2｜近视眼是眼部的肌肉被"累瘫"了

　　气虚的产生有两种情况，一种是生下来禀赋就不足的，比如早产，这种孩子身体各个方面都弱，而且可能很早就戴眼镜了，甚至还可能是弱视。还有就是，虽然生下来不是气虚，但是在生长的过程中过度用眼，眼部周围调节眼睛的肌肉疲劳了，同样可以造成气虚。近视眼的孩子主要是因为这个，就像过去的中国人脾虚的发生，大多是累出来的。

气虚的产生有两种情况，一种是生下来禀赋就不足的，比如早产，这种孩子身体各个方面都弱，而且可能很早就戴眼镜了，甚至还可能是弱视。还有就是，虽然生下来不是气虚，但是在生长的过程中过度用眼，眼部周围调节眼睛的肌肉疲劳了，同样可以造成气虚。

金元时期，中国有个著名的中医叫李东垣，他写过一本《脾胃论》，就是强调脾气是身体的关键。之所以产生这个理论，和当时李东垣所处的环境有关系。1232年，成吉思汗的儿子率军南下，开始灭亡大金国的战争。那个时候的人，生活都是靠拼体力的，劳累过度是那个时代常见的，再加上战乱，城里的人颠沛流离，饥饱无常，身体的消耗再次加剧，由此，瘟疫之类的传染病就乘虚而入，很多人因此死掉了。

李东垣认定，这是因为人体先虚了，后来才感染了瘟疫，总之是体力的劳倦、饮食的无常给瘟疫的流传奠定了基础。李东垣由此创立了脾胃学说，主张先把人补壮实了，就能抗病。这本书中，最著名的就是补中益气汤，后来有了成药，叫补中益气丸，现在药店里就有。

这种药一直被用来治疗内脏下垂，如胃下垂、肾下垂等，因为它可以用来补脾胃之气，增加肌肉的力量，使肌肉能拽住内脏，使之保持在正常位置。那些内脏下垂的人，一般都是瘦子。这种瘦子不仅没脂肪，肌肉也很少，用这个方子就是想让他们把肌肉吃出力气来。

现在孩子的用眼程度，或者说眼部周围肌肉的疲劳程度，丝毫不亚于那个时代靠卖力气吃饭的人。他们的眼睛在卖苦力，眼睛这个部位就先虚了。要改善这个情况，就得给眼睛吃"补中益气丸"，我采取的推拿穴位，就是要起到"补中益气，清肝明目"的效果。

| 3 | 世界卫生组织的近视眼项

从我小时候到现在，上学的孩子都在课间的时候做眼睛保健操。之前有人说眼睛保健操把孩子眼睛做坏了，他的依据是这么多年下来，孩子的近视率不降反升。

必须说句公道话，如今近视的孩子多这个问题，绝对不能算在眼睛保健操身上，它就算无效，也绝对不可能加重近视情况。因为毕竟在做操的时候是不用眼睛的，而且通过局部的按摩确实可以缓解肌肉的疲劳，增加

如今近视的孩子多这个问题，绝对不能算在眼睛保健操身上，它就算无效，也绝对不可能加重近视情况。因为毕竟在做操的时候是不用眼睛的，而且通过局部的按摩确实可以缓解肌肉的疲劳，增加局部供血。甚至可以说，如果不做眼睛保健操，现在的近视率可能还更高呢！

局部供血。甚至可以说，如果不做眼睛保健操，现在的近视率可能还更高呢！但是，仅仅指望眼睛保健操把近视控制了，也确实有难度。其一，是学生不能认真坚持，糊弄事的居多。其二，眼睛保健操都是在眼睛周围做文章，包括它的穴位选择，没有体现中医整体治疗的特点。就像前面我说的，近视也好，弱视也好，归根结底还是身体的气血没能供应上去，如果兼顾到这一点，对近视眼的控制就更接近根本了。

2012 年，针对近视眼的问题，世界卫生组织想通过中医寻找能够控制、缓解的办法。当时他们找到我们医院，想和我们医院进行合作，后来与医院多次沟通后决定采用小儿推拿的方法，最后找到了我和我院眼科的一名医生，对方将来意和我们一说，我们俩都对这个想法比较感兴趣，就答应了。我们在中医理论的指导下，考虑到所选的穴位既要保证疗效，又要方便实际操作，最终选定了健脾益肾、清肝明目加上祛风活血之类的穴位和手法，例如：补脾经、补肾经、清肝经、四大手法、揉四白、揉风池等，组成一套眼保健操。具体操作穴位确定好后接下来就是确定研究对象了。后来双方进行几次协商后就将研究对象确定为一所小学的一年级学生。为确保这套眼保健操实施规范，在正式治疗前，我们还对入组学生、班主任、校医均进行了培训，并且还拍摄了教学视频。整套操作过程都是在孩子们闭眼的状态下，按照每个穴位几个八拍的节律完成的，其中手上的每个穴位是八个八拍，其他部位的穴位都是四个八拍。

| 4 | 一年之内，近视的度数没再加深

我治过一个近视眼的孩子，男孩，来的时候上三年级，文质彬彬的，在北京上重点小学，来看病的时候已经 400 度了，而且是每年增加 100 度，老师看了也着急，按这个趋势下去，到高中的时候得多少度呀？估计体检都过不去了。

说到这里，顺便给大家普及个近视眼知识。现在近视眼做手术很普遍，很多人觉得，近视就近视吧，大不了考完了大学之后，去做个手术，眼镜就摘掉了。其实没那么简单。

近视眼手术，通俗讲，就是在角膜上安一个"眼镜"，通过改变角膜局部把近视消除掉。但是，我们看东西不仅靠角膜，还有视网膜。就好比照相机，而且是用胶卷的那种相机。角膜，就是眼睛的黑眼球，类似相机的镜头，镜头不好了，有划痕了，肯定照出来的照片不清楚，所以好相机的镜头是很贵的，而且绝对不能损坏。但是，光有好的镜头不行，胶卷还必须质量好，过去照相，都愿意用进口的胶卷，柯达、富士之类的，因为它们比国产的胶卷质量好，洗出来的照片很清晰。视网膜就是胶卷、底片的意思。

人在高度近视的时候，视网膜也会受影响，就算你做了近视眼手术，解决的也只是镜头问题，底片，也就是视网膜，是不可能通过近视眼手术来治疗的。所以，高度近视的人，近视眼手术的效果就不好，只能是由戴高度近视的眼镜，变成戴中度近视的眼镜，想彻底摘掉眼镜是不可能的。只有低于 1200 度的近视，做手术的效果好，因为他们的眼睛损伤还不太严重，机能

还好。这也就是说，就算近视眼手术再先进，保护视力也是必需的，不能指望手术解决一切问题。

这个孩子的父母都是近视眼，都是读书人，孩子也是，文文弱弱的，平时也不喜欢运动，学习成绩特别好，唯独这个眼睛，让全家人发愁。孩子姥爷是央企干部，退休之后还有好多地方找他去做顾问，但就是为了外孙的眼睛，他把所有工作都辞了，每次按时按点地带着孩子来我这儿推拿。

这孩子是典型的脾气虚体质，瘦小、好静都是其特点。前面我说了，脾主肌肉，脾虚的人肌肉不可能丰满壮硕，即使是个胖子，也全是脂肪，肌肉很少。这种人就算再胖也是脾虚，而且会越胖越虚。要么就是虽然有肌肉，但是肌肉张力很差，用手摸上去松了吧唧的，北京话叫"暄"，跟发面馒头似的，这样的肌肉是不可能发挥肌肉该有的功能的。而且这样的人，不只你看到的肌肉是暄的，身体各处的肌肉都可能是这种状态，包括调节眼睛的肌肉，所以才会调节无力变成近视。这个孩子属于基本上没什么肌肉的情形。

我给他选的是补脾经、板门、四横纹、清肝经、四大手法、揉四白、揉风池、捏脊、肝俞、脾俞。每次都要推 20 分钟，而且是每天做完作业之后推，这样坚持了一个学期。

到期末的时候检查视力，真不错，孩子一度都没加深！又这样坚持推拿了一个学期，再到期末检查视力，还是一度都没加深。这下家长高兴坏了，因为之前这孩子的近视加深速度非常快，通过穴位推拿，居然一年之内没有再恶化，而且这一年，他是照常上课学习看书的，孩子的近视眼真的被控制住了！

之所以有这样的效果，一个原因是我在治疗的时候，考虑到了孩子的全身情况，把近视眼当作一种全身疾病来调节，等于解决了眼睛的营养供应问题，效果自然就体现出来了，而且能稳定住。某种程度上，是通过推拿、调养，改变了孩子的脾虚体质，这个孩子一年之后，不仅眼睛近视情况控制住了，胃口也好了，身体比原来壮实多了。还有一个原因就是坚持。

中国有句话，"病来如山倒，病去如抽丝"，看起来得病容易祛病难，其实也不是，得病也不是一天半天的工夫，只不过在酝酿疾病，从健康到亚健康再到疾病的过程中，人们没在意，等到病症严重了才意识到，要是稍微早点意识到，可能半道就能把疾病逆转回去。

祛病也一样，是要沿着疾病发展过来的路再走回去，调养回去，这就需要时间。更重要的是，在祛病过程中，要一点点扭转之前的错误习惯，尤其是像近视眼这种完全因为用眼习惯导致的问题。

中国有句话，"病来如山倒，病去如抽丝"，看起来得病容易祛病难，其实也不是，得病也不是一天半天的工夫，只不过在酝酿疾病，从健康到亚健康再到疾病的过程中，人们没在意，等到病症严重了才意识到，要是稍微早点意识到，可能半道就能把疾病逆转回去。祛病也一样，是要沿着疾病发展过来的路再走回去，调养回去，这就需要时间。更重要的是，在祛病过程中，要一点点扭转之前的错误习惯，尤其是像近视眼这种完全因为用眼习惯导致的问题。

　　这孩子从我这儿回到家，家长也配合，每天做完作业都要再给孩子推拿半小时，后来都形成习惯了，这是孩子一天必备的程序，可以肯定地说，孩子那么严重的近视都能被遏制住，和这种每天坚持的习惯有很大关系。我认识一个朋友，夫妻两人都是学医的，从儿子开始念书起，每天晚上他妈妈都给他做穴位按摩，一直做到上大学。这孩子最后考上了重点大学，是第一志愿，想必他读书的时间用眼的时间不会少，但他却是他们班里少有的不戴眼镜的孩子，这就要归功于他们从小养成的护眼习惯。其实并不是哪个穴位有多神奇，关键是坚持，每天坚持效果就出来了，就可以产生奇迹。做到这一点，其实并不比找到一个神奇的穴位容易到哪里去，这也就难怪孩子近视眼高发了。

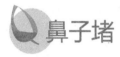鼻子堵

穴位：脾经　肺经　鼻炎点　迎香

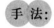手 法：

（1）补脾经：脾经位于拇指桡侧缘，自指尖到指根成一直线。操作时令宝宝左手拇指屈曲，操作者右手拇指置于宝宝左手拇指外侧缘，自指尖向指根做直线推动，300 ~ 500 次。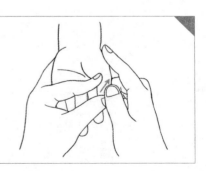

（补）清肺经：肺经位于无名指末节螺纹面。操作时操作者右手拇指置于宝宝左手无名指螺纹面，自无名指末节横纹至指尖方向直推称为清肺经，反之从指尖推至无名指末节横纹处为补肺经，300 ~ 500 次。

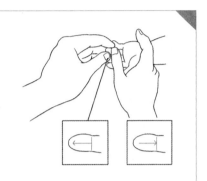

（3）鼻炎点：鼻炎点位于手掌面第三掌指关节横纹中点。操作时操作者用指端做揉法，200 ~ 300 次。

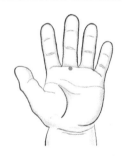

（4）迎香：迎香穴位于鼻翼两侧旁开0.5 寸，鼻唇沟中。操作时操作者用指端做揉法，100 ~ 200 次。

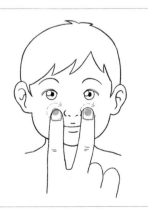

推拿注意事项：

1. 由于小孩子天生就护头护脸，所以头面部穴位在手法操作前应当提前
   打预防针，和孩子进行沟通。

2. 手法操作过程中可以适当地转移孩子的注意力。

3. 孩子鼻黏膜脆弱，手法操作要轻快柔和，避免重刺激。

| 1 | "腺样体面容"的孩子长什么样？

大人都怕鼻子堵，更别说孩子了，孩子自己又不会擤鼻涕，只能张着小嘴喘气，家长看着就心疼。很多孩子的鼻子堵，是从感冒延续下来的，感冒好了，鼻子堵却留下了，而且一堵就是很长时间，恨不得和下次感冒接上了。

我治过一个孩子，就是这样。用他妈妈的话说，孩子一年下来，没几天鼻子不堵的日子，可受罪了。就是因为鼻子堵，孩子的脾气也变坏了，这是个男孩，来找我的时候 5 岁。

这个孩子本身就有过敏性鼻炎和腺样体肥大问题，这两个问题交相呼应，都可能是孩子鼻子堵的原因。腺样体肥大这个事，需要和家长解释解释，我们都知道扁桃体，孩子容易扁桃体感染，这个地方一发炎化脓，孩子就会发高烧，每次都要打针吃药，好一阵折腾。

腺样体和扁桃体性质类似，腺样体也叫"咽扁桃体"，就长在鼻咽部顶部与咽后壁处。不像扁桃体我们可以看见，腺样体我们看不到，它也属于淋巴组织。和扁桃体一样，腺样体出生后会随着年龄的增长而逐渐长大，2～6岁时为增殖旺盛的时期，青春期以后才逐渐萎缩。

因此，在这个年龄段，或者因为先天的原因，腺样体初生下来就肥大，或者因为反复感染、反复刺激而发生病理性增生引起肥大，不管什么原因，这个部位一肥大就会出问题了。

第一个问题就是鼻子堵。孩子因此必须张口呼吸，而且尤以夜间加重，为此，孩子小小的年纪也会打鼾，或者虽然不打鼾，但睡眠不安，不停地翻身。很多家长都能感觉到，孩子晚上睡觉不踏实，可以从床的这个角，睡到那个角去，甚至不挡着的话会掉下床去。

这个现象家长多是当作笑谈，没意识到是因为孩子难受才这样的。很多孩子是因为鼻子堵，自己又不能解决，特别是睡眠的时候，只能通过调整好姿势来缓解鼻塞。很多孩子睡觉不安稳是这么来的，并且较大部分就是因为腺样体肥大。

以前有个报道，是对双胞胎姐妹，到3岁的时候父母抱来看病。双胞胎嘛，基因近似程度很高的，按理说，生长发育的速度也应该一样才对，但是这对双胞胎，姐姐比妹妹矮一头。医生问父母孩子的喂养有什么区别？姐姐有什么不舒服？家长说，什么区别都没有，姐姐身体也还可以，没大毛病，只是很小就爱打呼噜。

医生一下就抓住罪魁了，就是这个打呼噜害得姐姐不长个！这个打呼噜的问题就是腺样体肥大造成的，如果再仔细观察姐姐的长相，已经和妹妹有区别了，这种区别是所有打呼噜的孩子都可能有的，医学上称之为"腺样体面容"。

腺样体面容最直观的特点就是孩子的鼻咽部比较狭小。腺样体肥大时，由于鼻塞影响呼吸从而导致孩子必须靠嘴张口呼吸，长期用口呼吸，气流冲击上腭，就会使硬腭变形。久而久之，面部的发育也会随之变形，孩子慢慢就变成上唇短厚、翘起，下颌骨下垂，鼻唇沟消失，甚至牙齿排列不整齐、"天包地"、面部肌肉呆板等样子。

这样的孩子其实是处于长期的缺氧之中，大脑的供氧不及其他孩子，所以他们很容易没精神、头痛、学习能力下降，等等。包括前面那个男孩脾气不好，也可能和缺氧有关系。这个姐姐之所以不长个，还有一个重要的原因：严重缺氧，直接导致脑部发育的供氧不足。

孩子的身高和生长激素有关，缺氧会导致孩子的促生长激素分泌减少，由此导致孩子的个子矮。这种情况在鼻子堵的孩子身上是可以同时发生的，鼻子堵的孩子一般都会打鼾，因为不打鼾他不能呼吸呀。

> 孩子的身高和生长激素有关，缺氧会导致孩子的促生长激素分泌减少，由此导致孩子的个子矮。这种情况在鼻子堵的孩子身上是可以同时发生的，鼻子堵的孩子一般都会打鼾，因为不打鼾他不能呼吸呀。

| 2 | 现在太干净，所以过敏的孩子多

现在孩子常发的一个问题就是过敏，过敏性鼻炎的孩子越来越多。这病虽然不要命，但是很难治。因为是过敏，所以，只要引起过敏的原因没去掉，说不定什么时候孩子就会过敏，而且可以说无药可治。

现在的孩子之所以容易过敏，两个原因。一个是环境因素，现在我们的环境太干净了，这个干净不是说没有空气污染，而是现在的工业化空气污染，代替了以前的农业化的污染。农业化的污染多是生物性的，里面有很多是异体抗原，我们小时候城市化的程度还没这么高，很多地方还有农田，孩子到处野跑的时候，就会自然地接触到自然界，接触到自然界中的异体抗原，比如昆虫、动物粪便什么的，甚至童年都与它们为伍，这样一来，孩子的免疫系统，早早就经风雨见世面了，也就对这些外敌见怪不怪，不会对这些异物过敏了。

现在的孩子不是，首先，我们生活的环境已经工业化了，能培养孩子免疫力的异体蛋白本身就少，再加上现在的家长都讲究，孩子的生活环境比大环境还干净，等于孩子的免疫力从小就没什么见识，什么外敌都没见过，这样的孩子，一放到大自然中，一接触外界就会过敏。

这是外界因素，在这种外界因素存在的同时——干净的同时，生活也讲究了，家长对孩子无论是卫生还是温度的控制都保护得很好，说是温室中的花朵一点不过分，这样的圈养本身，就萎废了身体的能力，这个能力就是中医的脾气。现在的孩子野跑的少了，在冷天里野跑的就更少了，但是这样的

环境和锻炼都是能提高脾气的，很可惜，现在的孩子少了这样的机会。脾气本身就是后天之本，在现在的孩子身上，他们的后天之本可能比我们小时候更弱，这也加重了孩子过敏的发生，像这种折磨孩子的鼻塞也就有了发生的基础。

| 3 | 健脾可以防过敏

过敏的时候，上呼吸道的黏膜因为过敏而水肿、充血，有破口了，这一下就成了薄弱环节，细菌更容易找到这样的破口入侵。所以，只要是有过敏性鼻炎的孩子，就会比其他孩子更容易感冒。

这在中医也解释得通，因为过敏属于"卫外不固"，是辨别外敌的能力出问题了，在把不该防御的东西过度防御的同时，对该防御的东西肯定就防御不足了，这就是脾虚。

中医说的脾属于土，肺属于金，五行之中，土生金，脾是肺之母，母亲虚了，儿子不可能壮实。如果用西医理论解释，孩子容易过敏，是因为孩子的免疫系统还不完善，肠道黏膜也稚嫩，引起过敏的多是大分子物

中医说的脾属于土，肺属于金，五行之中，土生金，脾是肺之母，母亲虚了，儿子不可能壮实。如果用西医理论解释，孩子容易过敏，是因为孩子的免疫系统还不完善，肠道黏膜也稚嫩，引起过敏的多是大分子物质，它们很容易透过有"漏洞"的孩子的肠道进入体内，引起过敏。

质，它们很容易透过有"漏洞"的孩子的肠道进入体内，引起过敏。而这些在中医都属于脾这个后天之本没有强健的结果。如果一个孩子有脾虚问题，他们不仅比大人，甚至比同龄人就多了过敏、感冒的可能。

这个 5 岁的男孩子就是这样，从小就不断感冒，鼻子堵，几乎是一次感冒连着一次感冒。孩子也瘦，而且性格很不好，很容易烦躁，让我看病之前，我做了好长时间的"买通"工作，得收买他的心他才能让我踏实看病呢。这也好解释，时时刻刻不能顺畅喘气，孩子的情绪怎么可能好？

为这，他妈妈带着他去西医院也检查过，确实有腺样体肥大的问题，但是没有大到需要做手术的程度，医生觉得完全可以让它随着年龄的增长而自然萎缩。但家长等不及啊，孩子难受呀，找到我这儿，想赶紧解决孩子鼻子堵的问题。

我取的穴位和推拿手法是补脾经，清肺经，掌小横纹，揉板门，鼻通，迎香，风池，捏脊，肺俞，脾俞，肾俞。

我为他治了半年，用的是健脾益气、补肺气的办法，遇到急性感染了，比如突然风热感冒了，再加上清热的穴位和手法。孩子一个星期在我这里推 3 次，配合着耳穴贴豆，一个星期换一次，坚持了半年，鼻子堵的程度明显好转了，打呼噜也少了，体重还长了 3 斤。来的时候小脸瘦得厉害，半年之后腮帮子鼓了，有肉了，我一看心里就有底了。

孩子能长肉，说明脾气不那么虚了，脾主肌肉，脾气虚的孩子不可能长肉的。脾虚见好的表现，一个是长肉，还有一个就是脸色不那么黄了，变得红扑扑的了，说明脾虚被控制住了，肺系的问题也就逐渐解决了，包括过敏问题，也会随着脾虚状态的改善而缓解。

咱们大人过敏也有这个特点，谁都不是一直过敏，肯定是分阶段的。有的人感到奇怪，以前我不过敏呀，现在怎么突然过敏了？这个时候你想想自己的近况，一般都是特别忙特别累，或者上了年纪了，总之是身体不太好的时候过敏就出现了，或者加重了，归根结底就是虚了，免疫系统也是因为虚出昏着了，把不需要防御的东西防御过度，这就过敏了。什么时候你把虚补上去，身体调节好了，过敏就减轻了，或者消失了。孩子也一样，只有把脾虚这个他们还没有补充好的薄弱环节解决了，过敏的问题，或者过敏引起的其他问题才能迎刃而解。

疳积

穴位：脾经　四横纹　捏脊

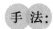**手法：**

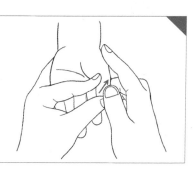

（1）补脾经： 脾经位于拇指桡侧缘，自指
尖到指根成一直线。操作时令宝宝左手拇指屈
曲，操作者右手拇指置于宝宝左手拇指外侧缘，
自指尖向指根做直线推动，300 ~ 500 次。

（2）四横纹： 四横纹位于手掌面第二至五指第一指间关节之横纹。操作者用指甲垂直逐渐用力掐后继以揉法，称掐揉四横纹；来回做直线推动，称推四横纹。掐、揉各 50 ~ 100 次，推 300 ~ 500 次。

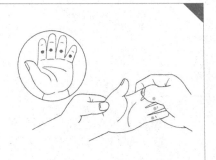

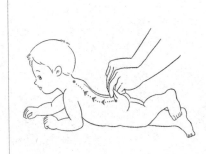

（3）捏脊： 位于后背正中线大椎至龟尾的直线上。操作时用拇指桡侧缘顶住皮肤，食中二指前按，三指同时用力提拿皮肤，双手交替捻动向前，或食指屈曲，用食指中节桡侧顶住皮肤，拇指前按，两指同时用力提拿皮肤，双手交替捻动向前，5 ~ 7 次。

推拿注意事项：

1. 操作过程中应光线适宜，温度适中。

2. 手法要均匀、柔和、深透。

3. 捏脊前宜先在背部轻轻按摩几遍，使肌肉放松。

| 1 | 孩子的头发打绺，是疳积的报警信号

疳积，是中医的病名，其实就是老百姓说的孩子有"积"了，"积食"了。积食在中医里叫"积滞"，如果不治，积滞加重，停滞下来，逐渐地就会变成"疳"。所谓"疳积"，"积"是指饮食积滞，比较轻，到了"疳"就严重了，古人有"无积不成疳""积为疳之母"的说法。

疳积，是中医的病名，其实就是老百姓说的孩子有"积"了，"积食"了。积食在中医里叫"积滞"，如果不治，积滞加重，停滞下来，逐渐地就会变成"疳"。所谓"疳积"，"积"是指饮食积滞，比较轻，到了"疳"就严重了，古人有"无积不成疳""积为疳之母"的说法。

前面我说了，孩子的病一般都比较单纯，因为他们还没发育好，没有性激素的干扰，除了那些源于基因问题的遗传病，孩子的病，一般都是从吃上得的，家长喂养不当，让孩子脾胃受伤，由此影响生长发育。疳积就是这么来的，其实也相当于西医的营养障碍性的慢性疾病。

有"积"的孩子，带过孩子的老人，一眼就能看出来：这种孩子，一般都是面黄肌瘦，毛发干枯，打绺，好像怎么洗都洗不干净似的，而且肚子大，肚皮上能看出青筋，不爱吃饭，大便要么特别干，要么从来不成形甚至拉稀。一般都是 1 ~ 5 岁的孩子，主要就是围绕胃肠系统、消化系统出的问题。这样的孩子，自然营养不良。

中医讲，头发是"血之余"，意思就是头发是要靠血营养的，所以，孩子头发不好，肯定是血的营养供不上。

中医讲，头发是"血之余"，意思就是头发是要靠血营养的，所以，孩子头发不好，肯定是血的营养供不上。

因为无论是头发还是皮肤，都是和身体器官一样是由蛋白质组成的。既然都是蛋白质，就都需要从食物中获得营养。营养不足，或是来源不足——像过去贫困时期，吃不上饭，食物中蛋白质含量很少，现在已经不可能了；现在的蛋白质来源不足，就是虽然吃进去了，但是身体不能很好地吸收利用——头发、皮肤和内脏一样，都会营养不良，只不过因为头发、皮肤在外边，它们的状态马上可以被看到。也就是说，只要是头发打绺，皮肤没光泽、发黄，那就意味着，孩子的内脏也处于营养不良之中了，头发和皮肤是报警的信号。

现在的孩子因为撑，吃多了，最后导致疳积的很多见。因为爹妈生怕孩子饿着，生怕吃得没营养，都舍得花钱，拼命喂，结果把孩子本身就弱的脾胃累坏了，累成了疳积。

还有就是一场病之后，特别是肠炎、痢疾，从开始就没调理好，落下的。不管哪种，最终都是因为损伤了脾胃。之所以叫"疳"，有两种解释，一种是"甘"，因为孩子吃了太多甜的、肥腻的东西。

之所以叫"疳"，有两种解释，一种是"甘"，因为孩子吃了太多甜的、肥腻的东西。

| 2 | 把甜饮料留做"撒手锏"

我见过一个朋友的孩子，父母单位发了一箱饮料，这孩子上小学，很馋，一天喝下十几听，结果第二天就发烧了，也不高，38℃不到，但是浑身没力气，病恹恹的。找了中医一看，舌苔厚极了，典型的"积"住了，有积滞了，就是那十几听甜饮料闹的。

中医对甜的东西向来评价很低，"肥甘厚味"是中医不提倡多吃的东西，里面的甘就是甜的意思，它是很多疾病的起因。成年人就不用说了，可能会导致糖尿病，孩子虽然不会马上就吃出糖尿病，但是甜的东西本身热量很高，很多孩子不吃饭，但仍是个小胖子，就是因为他们即使不吃饭，也会喝甜饮料。一罐甜饮料的热量和一个馒头差不多，结果这些喝饮料的孩子，白长了一身肥肉，营养照样缺乏，因为饮料里蛋白质含量很少，主要就是糖和调味剂。不但摄入不了营养，还把脾胃喝坏了。

我经常对家长说，甜饮料什么时候喝？生病的时候，发烧的时候，这样可以鼓励孩子多喝水。

发烧的时候，喝水最重要，因为水可以增加身体的代谢，在代谢过

> 发烧的时候，喝水最重要，因为水可以增加身体的代谢，在代谢过程中，把细菌病毒和它们的有毒产物都代谢出去，此时喝水甚至比吃药还重要。

程中，把细菌病毒和它们的有毒产物都代谢出去，此时喝水甚至比吃药还重要。特别是病毒性感冒，这个在孩子得感冒时很常见，西医基本上没特效药，无非是退烧药，吃了让孩子舒服一点。也就是说，这种感冒，这种病毒引起的上呼吸道感染，你吃不吃西药，都需要几天才可以好，这个时候，喝水可能比吃药还重要，也就可以拿甜饮料给孩子喝。因为只要是水就可以，只要孩子能喝进去就可以，毕竟是短时间的喝，而且治病要紧，这个时候是可以放宽甜饮料标准的，为此，家长要留一手。

"疳"的第二个意思就是"干"，这是因为得了这个病会出现消瘦、干瘪、气血津液不足等临床表现，严重疳积的孩子可能极度消瘦、皮包骨头，有的甚至像个小老头，皮肤干枯有皱纹，精神萎靡，啼哭无力、无泪，我见过一个这样的孩子，哭的时候都哼哼唧唧的。

| 3 | 越虚的孩子，越不能峻补

这个孩子是我跟着我的老师，在济南看到的，他来的时候 3 岁，是跟着从临沂来济南打工的父母的。父母做小买卖，根本没精力照顾孩子，这孩子是绝对的散养，一直散养到严重疳积了才来看病，已经有明显的"串珠肋"了。

串珠肋我在北京基本没见过，因为现在的孩子生活条件好，医疗条件好，不会等到这么严重才看病。串珠肋是指肋骨和胸骨中间的地方，由于缺钙导致增生，看上去像串珠一样。

这个孩子让我印象特别深的是头发跟干草似的，小脸也是，很干枯，因为没有光泽总觉得很脏，好像没洗脸似的。除了串珠肋，这孩子还是中度贫血，身高体重更是都不达标，典型的疳积，而且属于疳积的后期，已经有伤阴的症状了。因为阴虚了，所以每天下午定时发烧，也不高，37.8℃左右，中医把这种定时的发烧，叫作"日晡潮热"，阴虚时会出现这一症状。孩子都出现阴虚问题了，可见他的病程有多长了，因为任何病，到了伤阴、阴虚的程度，都是迁延日久了。

因为身体很弱，孩子胆子也很小，见人就哭，这不全是性格的问题，孩子总哭是因为不舒服。身体好的孩子肯定是爱笑的，那种整天都哭的孩子，一般都是慢性病缠身。这个孩子就是，从开始推拿就哭，先是大声哭，哭到后面没力气了，就改抽抽搭搭的，总之整个看病过程就不痛快。

> 身体好的孩子肯定是爱笑的，那种整天都哭的孩子，一般都是慢性病缠身。

这种孩子，虽然虚弱得厉害，急需治疗，但是治疗反倒不能急，不能用力过猛，要平补，不能峻补。选取的穴位和推拿手法为：分手阴阳、补脾经、清肝经、二马、推四横纹、内八卦、顺摩腹、肝俞、脾俞、胃俞、捏脊，之所以这么选，是要保证他的阴阳平衡，哪怕这个平衡是在低水平上的平衡，也好过阴或者阳任何一方处于高水平，那是失衡，是更加严重的病态。如果肾阳虚也比较明显，出现尿床、特别怕冷、大便不成形、手脚冰凉的症状，可以选择加上关元穴。

这个关元穴特别值得说说，此穴位对大人也适用，就在肚脐下四横指（指自己的手）的地方，这是个强壮穴，针对肾虚、小便失禁、月经失调之类有奇效，总之虚损、虚寒性的疾病，按摩或者穴位贴敷这个位置就可以治疗。一般情况下，成人取这个穴位，最多出现温的效果，很少因此而上火。但孩子不是，这个穴位如果选择不当，推拿之后就会上火，特别是这种阴虚的孩子，虽然他本身也有气虚的问题，属于气阴两虚，为了补气选关元的时候就要特别慎重，如果过度，马上就会上火，加重阴阳失衡。

我的门诊上曾经遇到一个小孩的妈妈，她在外面上小儿推拿培训班，听说关元穴能保健，就每天给她家孩子揉几分钟关元。第一天晚上孩子就开始烦躁不安，怎么哄都哄不好，第二天更是眼屎特别多，大便时费力、呈干球状，手脚心也比平时热，晚上更是整夜哭闹不安。第三天我出诊的时候过来我这边，我问这两天生活习惯有没有变化，妈妈告诉我说吃的喝的东西都没有什么变化，并且告诉我她还每天自己给孩子推拿保健。我问了问她取的保健穴位，她告诉我有捏脊、关元、足三里。我一听就问她推拿了几天，妈妈告诉我就推了这两天，来我这里的时候是第三天。我立马知道缘由了，赶紧和家长说可别再给孩子推拿关元穴了，我教给她这几天在家里用的一些穴位，大概调理了四五天孩子就恢复过来了。所以家长们在给孩子用关元这个穴位的时候一定要小心。后来我问她，其他几个穴位

是常用的保健穴位，为什么会想着把关元也用上？家长告诉我说是小儿推
拿培训机构的一个老师告诉她的。现在市面上存在的一些小儿推拿培训机
构纯粹是为了赚钱，也不管讲的东西到底适不适合孩子，所以家长在给孩
子用的时候一定要慎重。

针眼

　　长针眼是我们的俗话，就是上眼皮长了个包，带着整个眼皮都红肿，又疼又痒的，大人得了都会别扭几天，开玩笑说是看了不该看的东西了。孩子也多见，经常有得了针眼的孩子被家长带到我这儿，不是什么大病，但毕竟在眼睛上，孩子又难受，家长就很在意。

　　所谓针眼，医学上称为麦粒肿，因为肿的那块像麦粒似的，其实就是睫毛毛囊附近的化脓性炎症。这个病挺麻烦，有的孩子会不断地长，消退下去没几天又长了，找我的这个女孩子就是，一年之中得长两三回，每次拖拖拉拉的，所以家长说，好像一年到头都在长。

　　家长说找我之前，没有其他办法，只能干看着针眼长大，最后大到化脓了，就去医院眼科切一刀，把脓排出。眼科医生说，也就只有这个办法，家长就更担心了，毕竟是在眼睛上切一刀，万一哪次切坏了再切成个疤瘌眼，女孩子以后多难看！同时他们也觉得，孩子总长这个东西，一定是身体里面有问题，所以想通过小儿推拿根治。

这孩子5岁，别看是女孩子，但是很冲，一进诊室就不消停，我们诊室有治疗用的机器，她进来就凑过去了，三下两下就找到开关，二话没说就把机器关了，整个给人混不吝的感觉。我当时就意识到，这孩子一定心火肝火都旺，否则哪儿来这么大的胆子？她的针眼也一定和这旺盛的心火肝火有关系。再一细问平时她在家的表现，她妈说，也是折腾，不消停，而且晚上睡觉睡不安生。

孩子睡觉的情形很能反映身体的状态，身体弱的孩子，睡觉安生，而且睡的时间也长，他们本能地用睡眠来歇乏、调养。身体壮实的，特别是这种心火肝火都旺的，就像前面讲的，有的可能夜里哭，即夜啼，而且越开灯越哭，因为他们心里有热、有火，心里烦，对外界刺激特别敏感，灯亮了对他们也是刺激，所以见亮就哭。或者就是不安生，满床转着圈睡，翻来倒去的，也是内里有热导致的。这个孩子就是这样。

眼睛这个部位，中医讲，与肝和心都有关系。过去，每年春夏都会流行"红眼病"，中医叫"暴发火眼"，西医称为"急性卡他性结膜炎"或"急性流行性结膜炎"，是由多种细菌或病毒引起的，传染性很强，很容易造成大范围流行。这个病的特点就是眼睛红，瘙痒，怕光，流泪，刺痛，眼屎多，有的人还会头昏头痛。

如果找中医看，一般都会辨证为肝经有热，要清泻肝火才能治好，医生可能还让你喝菊花茶、苦丁茶，都是为了清肝火。大人得红眼病的时候，如果身边有个靠谱的针灸医生，在耳尖或者太阳穴上放几滴血，眼睛很快就舒服了，这种放血就是在清肝火，和治疗孩子针眼的推拿是一个道理。

这个孩子心火肝火都很盛，单纯去火清热就显得不够了，因为人体的健康是需要阴阳平衡的，阴阳失衡就要生病，最直接也最容易的就是"上火"。

我们总说的上"火"的"火"是什么？就是相对多出来的阳。阳好端端的为什么会多出来？很简单，阴不足了，阳就显得多了。怎么把这多出来的阳拉回到原来平衡的水平？两个办法，一个是去火，就是把多出来的阳打掉，另一个就是补阴，把阴补得跟阳一样高，阳就不多了——这就要滋阴。

> 我们总说的上"火"的"火"是什么？就是相对多出来的阳。阳为什么好端端的会多出来？很简单，阴不足了，阳就显得多了。怎么把这多出来的阳拉回到原来平衡的水平？两个办法，一个是去火，就是把多出来的阳打掉，另一个就是补阴，把阴补得跟阳一样高，阳就不多了——这就要滋阴。

这个孩子火大不是真的有多少实热，毕竟是个孩子，不可能用过猛的去火的办法，阴虚的问题必须解决，通过滋阴来去火才是根本。所以我就用了滋阴清热、清肝泻火的手法，选用了清天河水、清肝经、清大肠，还选用了二马，一方面滋阴，一方面去火。孩子第一次来就揉了半个小时，然后嘱咐家长，回家时去药店买大黄，就是我们用来通便的大黄，用生大黄煎汤，煎好了把药汤倒在一个水杯里，然后把一个饮料瓶拦腰剪断，剪断的那个口套在水杯上，把饮料瓶的上口对着孩子的眼睛，这样水杯里的大黄汤的水蒸气就从这个小口里出来了。这样熏眼一来比较集中，二来又不至于太热，用这个热气熏蒸长针眼的部位，每天熏上一两次，每次十几二十分钟，配合着推拿就能让针眼尽快被吸收。

大黄是清热的药物，针眼或者皮肤长疖子的时候都可以用来外用。同仁堂有一种用大黄做成的药，外用的，治疗痤疮之类皮肤红肿发炎效果很好，叫如意金黄散，可以用茶水调了之后抹在痤疮上，干了再抹，每天几次，红肿的痤疮疖子之类的很快就好了。这个孩子是眼睛问题，不方便抹，所以让她用大黄水熏，道理是一样的。这个孩子每周来我这儿揉一次，大概揉了两个月，共计七八次，针眼从那之后就没再长了。

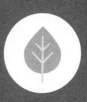

PART
5

可以强身防病的
日常推拿

捏脊：治疗小儿积食和虚证

　　我生在北京，长在北京，很早就知道"捏脊"这个词。当时人们把它叫作"捏积"，因为这个手法主要是治疗孩子食积之类的毛病。那是 20 世纪 70 年代前后，国家提倡中医疗法，捏脊也在其中。当时，京城有个"捏脊冯"，专门从事小儿捏脊这一职业，最火的时候，他们自家的门诊，一天能有上百个孩子来捏脊。

　　所谓捏脊，是用提捏的手法，刺激脊柱上的穴位——这里的"脊"可以理解为脊柱。当时"捏脊冯"看病的时候，设备很简单，几乎就一个长条桌子，孩子来了就趴桌子上，医生就开始捏。这一疗法看似简单，但效果非常好，否则也不会天天都有络绎不绝的病人。

其实，捏脊可不单单治疗小儿食积，几乎可以说，孩子的所有虚证，都可以通过捏脊治疗。因为根据中医理论，人体脊柱正中有一条重要的经络，叫督脉，它主统一身之阳气，督脉两旁的膀胱经上，又分布着各个脏腑的俞穴。因此，通过捏拿孩子脊背，对孩子脊柱正中线的督脉和督脉两旁的膀胱经进行良性刺激，具有调阴阳、理气血、和脏腑、通经络的治疗作用，达到无病可以健体、有病可以治病的目

其实，捏脊可不单单治疗小儿食积，几乎可以说，孩子的所有虚证，都可以通过捏脊治疗。因为根据中医理论，人体脊柱正中有一条重要的经络，叫督脉，它主统一身之阳气，督脉两旁的膀胱经上，又分布着各个脏腑的俞穴。因此，通过捏拿孩子脊背，对孩子脊柱正中线的督脉和督脉两旁的膀胱经进行良性刺激，具有调阴阳、理气血、和脏腑、通经络的治疗作用，达到无病可以健体，有病可以治病的目的。

的。而且不仅仅是孩子，成年人也可以用来保健治疗。又因为捏脊的手法相对简单，人们自己就可以学会，所以，在临床上，我给孩子治疗的同时，也教会家长回家每天捏，由此产生的效果非常惊人。

| 1 | 3 斤黄瓜引发的病例

我用捏脊治疗过一个 4 岁的孩子，是从河北农村来的，他父母老来得子，孩子自打出生身体就很弱。那年刚入夏的时

候，大人都忙农活呢，就把孩子放家里，当时家里种了黄瓜，是施农家肥的，正好新鲜，就摘了 3 斤多，准备给城里的亲戚送去尝个鲜，结果等父母收工回家找黄瓜，发现黄瓜没了，再一看，全被这个 4 岁的儿子吃了。4 岁的孩子，一天的时间几乎吃了 3 斤黄瓜，得！这一下子就麻烦了。

黄瓜是凉性的，这大家都知道，注重养生的中医，过了立秋这个节气一般就不再吃黄瓜了，就是怕黄瓜的寒凉伤脾气。这还是大人呢，何况 4 岁的孩子。黄瓜刚成熟的时候也就是初夏，天气还不怎么热，孩子又一下子吃了这么多，第二天就开始拉肚子，而且慢慢地也不吃饭了，好歹吃下去点很快就又被拉出来了。

毕竟老来得子，父母着急了，赶紧带孩子看病，医生给开了汤药，这就开始吃了，愣是吃了 8 个月的药。才 4 岁的孩子，结果是吃药就不拉，只要一停药，就又开始拉了。父母是从网上查到我的信息，抱着孩子就来了。

我一看这孩子就是明显的脾阳虚，因为孩子的面色是黑黄黑黄的。我前面说了，面色发黄多是脾气虚，因为脾所主的颜色是黄色，脾气虚的时候，面色是那种没有光泽的黄，这个孩子又加了黑的问题，就是脾阳虚了。

因为黑是中医肾所主的颜色，只有到了肾虚的时候面色才会发黑。这个孩子的面色黄里透黑，说明他的脾气虚很严重，已经到了向肾虚发展的趋势。

中医讲，"久病及肾"，这个肾不是我们身体有泌尿功能的、得了肾炎的肾，而是对一系列身体机能的统称。疾病发展严重时，都会到肾虚这个阶段，脾气虚严重了，心气虚严重了，都会伴随着肾虚。脾虚如果细分的话，分脾气虚和脾阳虚，脾阳虚比脾气虚病情更为严重，因为它多了虚寒的表现。脾阳虚进一步发展，就会耗伤肾阳，这个孩子就属于这种情况。本来父母由于年龄大，赋予孩子的先天肾精不充分，肾阳就虚，再加上误食这么多寒凉的黄瓜，伤了脾阳，就进一步伤了肾阳。

现在都讲究晚婚晚育，很多人年轻时候贪玩，或者觉得事业还没定型，不想要孩子，一般都是过了35岁，成职场精英了，经济基础也有了，这个时候才想要孩子。

到这个年龄，怀孕已经比年轻时候困难了，妇产科医生的经验之谈：过了35岁，试管婴儿的成功率降低，主要就是因为母亲。因为母亲的卵子是与生俱来的，小女孩出生的时候就带足了可以用一辈子的卵子，只不过要等到青春发育期才开始排卵，才有生育能力，你多大，这些卵子就多大，和你一样每天接受各种内外环境的刺激，也是要和你一样衰老、磨损的。

因此，到年纪大了才生孩子，孩子的体质弱，一是因为母亲本身的体质不如年轻时候了，二是卵子的质量下降，直接导致孩子的先天禀赋不足。同样遇到疾病的时候，先天禀赋不足的孩子病情就要重一点，恢复也

> 年纪大了才生孩子，孩子的体质弱，一是因为母亲本身的体质不如年轻时候了，二是卵子的质量下降，直接导致孩子的先天禀赋不足。同样遇到疾病的时候，先天禀赋不足的孩子病情就要重一点，恢复也慢一点，特别是对寒凉的耐受能力会更低。

慢一点，特别是对寒凉的耐受能力会更低。

因为孩子是从河北农村来的，来一次花不少钱，父母收入又低，我第一次治疗就花了 40 分钟，一般情况下，小儿推拿 30 分钟就差不多了。我是想让他少跑一趟，加大刺激量。同时让孩子妈妈跟着我学，就是把捏脊配合补脾经的操作手法告诉他妈妈，嘱咐其捏脊的时候，一定要从臀沟的长强穴，一直捏到脖子后面的大椎穴，自下而上捏一遍，一天要捏 7 遍。

结果，到了第二周，正好七天的时候，家长又抱着孩子来了，一来就告诉我，这一个星期都没再拉肚子，效果居然比吃汤药还好！只是胃口还是不好，吃东西还是费劲，为了巩固疗效才特意来的。

就这样，孩子一共来了 4 次，都是在我这里推拿一次，回家他妈妈自己捏脊，坚持了一个月之后，家长特高兴，因为这一个月里头，孩子长了一斤肉，饭量也上去了。要知道，在孩子开始拉肚子吃药的这一年中，孩子一斤体重都没长，四岁的孩子正是发育迅速的时候，一斤体重都没长说明"入不敷出"呀。

| 2 | 每次大便就得换一次湿透的衣服

另一个通过捏脊治好便秘的孩子，是个非常典型的虚证。但是他的便秘和其他上火的孩子的便秘不一样，上火的孩子大便干，因为干燥所以排不出来。家长告诉我，这种孩子的大便，用牙签插，牙签都能折了，可见干燥的程度。因为我每天看的孩子太多，家长的问题也太多，又不能总在门诊的时候回答，我就建了个妈妈微信群，这个微信群真得保密，不为别的，因为实在是太难看了，里面经常是家长晒的各种孩子的大便照片，如果不是亲妈，谁受得了？

孩子的病相对单纯，多少都会和吃有关系，也都能从大便上看出问题。这个来找我捏脊的孩子，大便一点不干，但经常是一个星期才大便一次，每次解大便，孩子都满头大汗，特别费劲，因为衣服全湿透了，所以解完大便恨不得换一身衣服。我一听就知道这是典型的虚证，是肠道没力气排便。

这种情况在老年人更多见，老年人便秘是常有的，但是很多人一说到便秘就觉得是上火，就要吃泻药，这就不对了，已经成了习惯的便秘不可能是上火导致的，你想想，人哪能天天上火？特别是老年人，本身体质就弱，平时还怕冷，哪有那么多火可上？大都是因为虚。这种情况在孩子身上也会出现，和先天禀赋有关。老年人是因为衰老，火力不足了，孩子是因为先天不足，火力弱，和老年人的便秘是同一类型了。

这个孩子4岁了，也是父母老来得子，是奶奶抱着来的。奶奶说，平时孩子特别乖，胆子又小，和别的小孩玩的时候也总是让大人抱着。这些其实都是因为孩子体虚，精神头差。

孩子乖也好，闹也好，性格是一方面，更重要的就是体质，体质好的孩子容易闹腾，像这种很乖的，玩一会儿就安静下来，甚至跑一会儿就自己蹲下来的，都是因为虚。

还有的孩子一动就出汗，虽然孩子代谢旺盛，容易出汗，但这还是和动则出汗不一样，后者多是因为气虚，固摄不住。这种孩子也容易感冒，家长总觉得是因为汗多，身上湿得着凉了。这是一方面，另一方面就是他本身卫气虚，不能固表，也不能抵御外邪。就算不出汗，这种孩子的抵抗力也低，稍微受点凉就容易感冒，如果吃药，中医会给他们开玉屏风散，里面就用的补气药——黄芪、白术，逐渐把卫气补上去，汗也就不那么多了。

这个孩子我用的手法是捏脊，还配合了顺时针摩腹（补充摩腹）。孩子家住在天津盘山，专门为这跑来北京，我也是和上一个病例一样，把手法教给孩子妈妈，让其回家自己捏脊。结果两个月之后，孩子精神头就上来了，开始折腾，闹了，而且出汗也少了，大便至少两天一次，也开始长肉了。

捏脊疗法以患者脊背部为操作点，沿着督脉的循行路线从长强穴直至大椎穴。手法可分为两种：①"三指捏法"：用拇指指腹与食指、中指指腹对合，夹持肌肤，拇指在后，食指、中指在前，边捏边向枕项部推移。②"二指捏法"：手握空拳，拇指指腹与屈曲的食指桡侧部对合，夹持肌肤，拇指在前而食指在后，边捏边向枕项部推移。在捏脊的过程中，用力拎起皮肤，称为"提法"。每捏三次提一下，称"捏三提一法"。可以单捏不提，也可以捏三提一。前者刺激量较轻，后者则较强。一次操作 5 ~ 7 遍。操作时要注意：①将孩子脊背摆正，操作前在脊背上轻轻按摩片刻，使肌肉放松；②操作时要尽量从尾椎骨端开始捏起，直至大椎穴；③沿脊柱直线推动，自下而上，不可歪斜；④做提法时要短促有力，整个过程要连贯，手下不可放松而致皮肤滑脱。

健脾：面黄肌瘦的孩子要常推

孩子身体不好，要生病了，明显的表现有两个，一是不爱吃东西，二是脸色不好。这个很准的。

孩子身体不好，要生病了，明显的表现有两个，一是不爱吃东西，二是脸色不好。这个很准的。

脸色发黄，没光泽，看着跟没洗干净似的，前面的病例里我曾多次提到，这就是脾虚了。这个时候就需要饮食调整或者是推拿这样的医疗干预了，如果不及时干预纠正，紧接着就可能是频繁感冒，生长发育也会缓慢。

因为脾在中医里是后天之本，人出生之后就归它管了。

有的孩子出生的时候挺健康，各项指标都达标，但后来越来越瘦，个子也不长，就是因为后天喂养不当，导致脾虚。

因为脾在中医里是后天之本，人出生之后就归它管了。有的孩子出生的时候挺健康，各项指标都达标，但后来越来越瘦，个子也不长，就是因为后天喂养不当，导致脾虚。

其实，即便喂养得当，孩子在生长发育的过程中，也会有脾虚的问题出现，只是程度不同罢了。因为脾既然是后天之本，就是要随着发育逐渐强健的，这个过程中，经常补脾总是没错的。这有点像一个蹒跚学步的孩子，大人总是要在边上扶持一下，他才能走得更稳，少摔跟头。补脾就是这个效果，所以，补脾对正常孩子来说，也是锦上添花的。

钱乙是宋代著名的儿科大夫，著有《小儿药证直诀》，至今人们都尊称他为"儿科之圣"，他的理论和方药，至今还指导着中医儿科临床。

钱乙曾经做过一段时间的翰林医官，当时是宋神宗在位。有一天，宋神宗的皇太子突然生病，请了不少名医诊治，毫无起色，孩子甚至开始抽筋了。这时，有人向皇帝推荐钱乙。

于是钱乙被召进宫内，神宗见他身材瘦小，貌不出众，有些小看他，但既然召来了，就只好让他为儿子诊病。钱乙写了一帖黄土汤给皇太子，本来就心存疑虑的宋神宗接过处方一看，见上面有一味药竟是黄土，不禁勃然大怒道："难道黄土也能入药吗？"

钱乙回答说："太子的病在肾，肾属北方之水，按中医五行原理，土能克水，所以此症当用黄土。"所谓黄土，在中医里是灶心土，是中医用来健脾的一味药。

宋神宗见他说得头头是道，心中的疑虑去了几分，于是就命人从灶中取下一块焙烧过很久的黄土，用布包上放入药中一起煎汁。谁知道，太子服下一帖后，抽筋便很快止住，用完几剂后，病竟痊愈如初……

其实，用黄土治病并非钱乙首创，东汉张仲景的《伤寒论》中就有一个药方，除了黄土，还有白术、附子、生地黄、阿胶、黄芩、甘草，方子名叫黄土汤，专门治疗因为脾虚导致脾不统血的各种出血症状。

直到钱乙治好了皇太子的病，宋神宗才真正信服他的医术，把他从翰林医官提升为享有很高荣誉的太医丞。

钱乙敢让皇太子吃"土"，一是因为病情符合，另一个重要的原因，则是孩子的病很多时候都和脾虚有关，都是以脾虚为基础而发病的。这个方子里除了黄土，还有其他补脾的药物，总之就是要充分体现补脾的意图。因为补脾是儿科治疗时必须遵从的大法，这个大法同样适用于小儿推拿。

健脾穴位：补脾经 300 ~ 500 次，揉板门 200 ~ 300 次，顺时针摩腹 200 ~ 300 次，揉足三里 100 ~ 300 次，捏脊 5 ~ 10 次。

推拿时间：10 ~ 15 分钟 / 次。

脾虚孩子的药膳

改善脾虚是个持久战，需要生活方式的改变和配合，在穴位推拿治疗的同时，孩子的饮食也可以作为助力。

小米南瓜粥

先将小米洗净，在铁锅中稍微炒一下，炒到微黄就可以，不要炒煳，南瓜切成小丁，和炒好的小米一同放入锅中，加水，就像平时煮粥一样煮到南瓜、小米都绵软即可。吃的时候可以加点饴糖，因为饴糖不仅能调味，使粥变得清香，而且有健脾的作用，将这样的一碗南瓜粥作为每天的早餐，是孩子最好的健脾食疗了。

南瓜蒸肉

将南瓜洗净，从顶面横向切开，掏掉瓤和籽，切下的盖子留下。

将肉馅和二分之一块的豆腐搅拌在一起，加生姜末、酱油、香油、味精调味后，塞入已经掏空的南瓜中，再把切下的盖子盖上。将南瓜放在锅中蒸50 分钟，如果是高压锅，20 分钟即可，用筷子扎南瓜变软，其中的肉馅熟透即可食用。

吃的时候可以肉馅和南瓜一起吃，特别是无肉不欢的孩子，一定要鼓励他们吃南瓜，一来南瓜可以健脾，二来南瓜的纤维素可以帮助通便。

补肾：帮你的孩子长高个

脾是后天之本，肾是先天之本，中医五脏是有分工的，对于孩子来说，肾决定了他们的发育，所以孩子也会肾虚，因此发育不良。这一点，在明代就有大夫意识到了。对这种先天不足的孩子，中医是要补肾的。我们现在吃的六味地黄丸，最初就是给肾虚、先天发育不良的孩子开的，还是前面说的那位宋代儿科大夫钱乙。这个药最初来自他写的《小儿药证直诀》，原名地黄丸，是在张仲景《金匮要略》中的金匮肾气丸

> 脾是后天之本，肾是先天之本，中医五脏是有分工的，对于孩子来说，肾决定了他们的发育，所以孩子也会肾虚，因此发育不良。

基础上减去附子、桂枝而成。

还是宋神宗年间，钱乙在京都汴梁行医，因治好长公主和皇子的疑难病症而声名大噪，受皇帝赏识招为太医，但当时太医多是几代家传的"世医"，而钱乙从一介"草医"进入太医行列，故常被老太医轻视、刁难。

有一天，一太医拿着钱乙开的儿科方子前来"讨教"，略带嘲讽地问："张仲景《金匮要略》的地黄丸有八味药，而你这方子只有六味，好像少开了两味药，大概是遗忘了吧？"钱乙说："张仲景的'八味地黄丸'是给大人用的，小孩子阳气稚嫩，所以减去桂枝、附子这两味壮阳药，制成六味地黄丸，以免孩子吃了暴热。"这位太医听了哑口无言。钱乙的学生把老师的话记载下来，编入《小儿药证直诀》一书。这样钱乙所创制的六味地黄丸就流传开了。

前面我讲了，孩子脏腑娇嫩，形气未充，其中又以肺、脾、肾三脏不足更为突出。一方面小儿出生后肺脏、脾脏、肾脏皆成而未全、全而未壮，另一方面小儿与成人一样，需要维持正常的生理活动，且处于生长发育的快速阶段，必须满足这一时期特殊的生理需求，所以，小儿对肾气生

> 孩子脏腑娇嫩，形气未充，其中又以肺、脾、肾三脏不足更为突出。一方面小儿出生后肺脏、脾脏、肾脏皆成而未全、全而未壮，另一方面小儿与成人一样，需要维持正常的生理活动，且处于生长发育的快速阶段，必须满足这一时期特殊的生理需求，所以，小儿对肾气生发、脾气运化、肺气宣发的功能状况要求更高。

发、脾气运化、肺气宣发的功能状况要求更高。因此，在小儿的生长发育过程中，经常会出现肾、脾、肺气之不足症状，其中肾气不足是其他脏腑不足的基础。人体好像一棵树，如果树根从开始就出问题了，会直接影响这棵树未来的生长，所以要培育树根，这在中医就是补肾。钱乙先生制作六味地黄丸的初衷是用于治疗小儿的"五迟"之证。所谓五迟，就是立迟、行迟，发迟、齿迟、语迟，总之就是现在的先天不足，发育迟缓。小儿推拿也是为了替代药物，达到补肾的目的。

补肾穴位：补肾经 300 ～ 500 次，按揉肾俞 200 ～ 300 次，揉太溪200 ～ 300 次。

推拿时间：10 ～ 15 分钟／次。

肾虚孩子的药膳

肾虚这个诊断对孩子来说，其实就是发育不完善，这不是病，应该算是生理过程，只不过有的孩子确实发育得慢一点，差一点。推拿所做的就是帮助他们完善这个自然的生理过程，饮食的作用也一样，食疗补肾就是从生活的角度促进孩子的正常发育。

生地龙骨汤

这个汤是广东人常喝的例汤，因为广东很热，对身体的消耗大，为了从根本上补充消耗，不因为热而伤及身体根本，汤中用了补肾的地黄，而且根据季节的不同，选择生地或者熟地。熟地补的力量更重，生地相对凉一些，所以夏天他们喝的是生地龙骨汤。我们可以根据季节的不同来调整，甚至生熟地各半也可以。

龙骨就是猪脊骨或者羊脊骨，因为其中含有骨髓，所以是中医补肾常用的食材。

生熟地各 5 克，如果是单味生地或者熟地，则每种 10 克，猪脊骨或者羊脊骨 2 斤，加少许姜葱、黄酒调味，加水炖煮到骨头上的肉软烂为止。食用时吃肉喝汤即可，因为孩子不太容易接受其中的药物，好在药物的精华已经溶解在汤里了。这是一次煮汤的量，如果孩子小，可以分几顿吃完，或者用这个汤继续加蔬菜、面条做菜汤或者面汤，这就等于在此后的几顿饭中，都延续了补肾的药力。

补肺：预防孩子感冒发烧

　　呼吸系统疾病是孩子最常见的一种疾病，诸如感冒、过敏性鼻炎、腺样体肥大，等等。现代医学认为小儿皮肤黏膜发育不全，小儿鼻腔较成人短，后鼻道狭窄，无鼻毛，黏膜柔嫩，血管丰富脆弱，稍有炎症很容易引起鼻塞。同时腺体分泌不足，纤毛活动不良，对呼吸道的净化作用不利。且小儿免疫系统发育不成熟，细胞免疫和体液免疫功能均不足，小婴儿获得来自母体的抗体不完善，故而易感性极强，容易被感染。中医认为肺主一身之气，主宣发肃降，司呼吸，主管皮毛，抵御外邪侵袭。《黄帝内经》记载的鼻塞不利少气、灌汗、喘、呼吸少气而咳均为肺气虚的证候特点。若肺气虚弱，卫表不固，则风寒邪气乘虚而入，从而出现邪气遏肺，肺宣发肃降功能失调，邪气滞留体内，引起气机不畅，出现鼻塞、鼻炎、咳嗽、发热等一系列病症。所以补肺对孩子成长、增强其免疫力的重要作用就不言而喻了。

我有一次接诊了一个易感患儿，一年感冒八九次，严重的时候一个月能感冒两次，这种情况持续了快两年。她和别的小孩一起玩，出点汗吹阵风，别的小孩什么事没有，而她回家就能烧起来。她母亲带她过来的时候，跟我说孩子爱感冒，小身板太脆弱，平时都很少带她出去玩，生怕吹着风，或者遇上感冒的人，因为马上她就会又感冒，为此一家人愁坏了。我一看，孩子精神倒还行，就是整个人身高体重明显不达标，再一问平时饮食，吃得也不多，大便总是不成形。这种孩子就是中医讲的肺脾两虚体质。肺气亏虚，相较其他孩子免疫力弱很多，所以孩子总是容易感冒。脾土生肺金，肺气虚的孩子总是脾气不足，孩子身高体重不达标，大便不成形都是脾气亏虚的表现。这种肺脾两虚的体质，突出表现为容易感冒发烧，倘若不加调护，进一步就会严重影响孩子的生长发育，所以尤其需要家长重视。

本身孩子就肺、脾不足，若护理不善，孩子总是感冒，引起肺脾受损，这就会造成恶性循环，进一步加重孩子容易感冒的情况。所以我给孩子选了补脾经、补肺经、板门、足三里、太渊、肺俞、脾俞等穴位，主要是从补益肺气着手，增强孩子的抵抗力。在我这儿连续推了一个月，孩子就不再频繁地感冒了，身高体重也逐渐上升了。

中医在治疗呼吸系统疾病时，都离不开对肺的辨证治疗，那么日常保健中，孩子肺气不足，引起的感冒、鼻炎等病，我们也都可以从补肺入手。通过小儿推拿，使孩子肺气充沛，也就做到了《黄帝内经》所说的

"正气存内，邪不可干"，即中医养生治未病的思想。孩子也就有了强大的免疫力以抵御外界的侵害，也就从根本上防范了感冒发烧。

补肺穴位：补肺经 100 ~ 500 次，揉太渊 50 ~ 100 次，揉肺俞 50 ~ 100 次。

推拿时间：5 ~ 10 分钟。

肺虚孩子的药膳

前面我们说了，孩子是容易"肺不足"的，这一点家长也深有体会，孩子最容易感冒发烧咳嗽，只要一生病，大多围绕着肺。这也和孩子免疫力低有关系，在中医里，免疫力就是肺所主管的，所谓"肺主卫外"，就是这个意思。因此，经常从饮食中给孩子补肺是有必要的。但要注意，在补肺的时候健脾也很重要，因为消化不良往往是肺系感染的"前奏"。健脾不一定非吃药膳，只要能做到不过饱，不食积，也算健脾了。

> 在中医里，免疫力就是肺所主管的，所谓"肺主卫外"，就是这个意思。因此，经常从饮食中给孩子补肺是有必要的。但要注意，在补肺的时候健脾也很重要，因为消化不良往往是肺系感染的"前奏"。健脾不一定非吃药膳，只要能做到不过饱，不食积，也算健脾了。

黄芪猪肺汤

生黄芪 10 克，猪肺 2 斤，猪肺洗净，焯水去除其中的血水，加适量葱姜黄酒，和黄芪一起加水炖煮，煮至猪肺软烂即可吃肉喝汤，或者用这个汤加蔬菜、下面条，都可以，因为补肺的药效已经融在汤里了。

需要注意的是，黄芪最好用生的，去药店买的时候要特意告诉售货员，因为在中药店，只要不特别提出是生的，药店配给的各种中药都是炮制过的，但黄芪的生与炙是有区别。蜜炙过的黄芪更能健脾，主要针对的是消化系统，而生黄芪生发之力更强，更能走表，帮助身体提高卫外功能，也就是说生黄芪更能提高免疫力，是走中医说的肺经的，所以，以补肺为目的的黄芪要用生的。

猪肺有补肺的效果，这是中医传统，以形补形。虽然这个原理至今没有被现代科学证明，但效果却是明显的，而且动物内脏含有胆固醇，胆固醇是细胞膜的重要组成部分，对正在发育的孩子来说，也是必需的。

清心：让孩子睡个安稳觉

中医讲心主神明，为君主之官，即心是掌管情志、思维、意识活动的一个脏器，心为君主之官就是说心为五脏六腑之主，心藏神，总统魂魄。心的功能正常，人就面色红润，思维敏锐，精力充沛，睡眠安稳。古代医家认为五行中心为火脏，热极则心火炽盛，热盛则神明昏乱，而见躁狂不眠。现在市面上有一种中成药，是金元时期著名医家李东垣创立的，叫朱砂安神丸，临床应用于成年人心火上炎引起的心神不宁、失眠、烦躁、心悸等病症。

孩子本身的生理特点就是心常有余、心火偏亢，这种特点如果因母体怀孕时受热毒，出生后带着胎热下来，或者性格急躁，易发脾气，长期下来造成气郁化火，均会加剧心火亢盛，引起夜啼、烦躁等不适。这种心火亢盛的睡不安稳常易表现为睡觉时爱踢被子，夜眠哭声洪亮，喜欢仰着睡，翻身次数多，大便容易干，小便颜色深，经常有口腔溃疡。这个时候，想要让孩子睡得安稳，就必须抓住清心这一个原则。

上文提到的那个孩子，灯亮就哭，胆子大，脾气大，就是典型的心火盛的夜啼，我在推拿中用清心安神的原则治疗，果然治了几次就好了。日常孩子睡不安稳，辨证为心火盛，就可以用清心的方法帮助孩子睡个安稳觉。

清心安神穴：揉小天心 300 ~ 500 次，清心经 300 ~ 500 次，揉百会 100 ~ 200 次。

推拿时间：5 ~ 10 分钟。

心火大孩子的药膳

心火盛是孩子的特点，因为孩子容易"心有余"，用现代医学解释就是孩子的神经系统还发育不完全，不稳定，所以容易说哭就哭。我们形容天气多变的时候总说像孩子的脸，喜怒无常，发烧、高热的时候也容易惊厥，这些都是心有余的结果。所以，通过食物常

> 心火盛是孩子的特点，因为孩子容易"心有余"，用现代医学解释就是孩子的神经系统还发育不完全，不稳定，所以容易说哭就哭。

常帮孩子去点心火是很有必要的。最好的食材就是莲子了，只不过这个莲子最好是带莲子芯的，因为莲子芯是去心火的。

莲子红豆沙：

带芯莲子 10 克，红豆 30 克，大约是这个比例，清洗后先用清水浸泡一夜，这样煮起来容易烂。

将莲子和红豆加水同煮 40 分钟至软烂，如果用高压锅大约 20 分钟即可。取出后拌匀，或者加水后用搅拌器彻底打成沙，加砂糖调味（因为莲子芯稍微有点苦），一碗莲子红豆沙就做好了。

其中的莲子芯可以在作为美食的同时去心火，红豆也是入心经的，也有轻微的去心火效果，而莲子本身又健脾，这碗自制的莲子红豆沙有很高的食疗含金量，可以在此基础上配上酸奶再搅拌，就是一杯自制奶昔了。

夏天，孩子更容易心火盛，不妨在冰箱里稍微冰镇一下，是孩子夏天最好的去火饮品。

肝火：别让孩子着急上火

中医里认为肝是人体中的将军。它对应的季节是万物生发的春天，所以说肝气也是主向外生发的。小孩具有"肝常有余"的生理特点，也就是说小孩的肝气常常是有余的，平常你不惹它，多余的肝气不会惹事，一旦惹它就会导致各种状况的出现。因为小孩身体具有这样的生理特性，所以着急生气容易导致小孩产生脾气不稳定、夜啼、惊风、儿童

> 中医里认为肝是人体中的将军。它对应的季节是万物生发的春天，所以说肝气也是主向外生发的。小孩具有"肝常有余"的生理特点，也就是说小孩的肝气常常是有余的，平常你不惹它，多余的肝气不会惹事，一旦惹它就会导致各种状况的出现。

多动综合征等一些动风生火的疾病。肝在情绪上对应的是怒，在五行中属木，木是生火的，而且它能克脾土。本来在正常情况下各个脏器是相互平衡的，一旦生气发怒就会使得肝火旺盛，肝火旺的话一方面它会使得心火更旺，就容易让孩子发生咱们前面说的那些情况；另一方面，它又会加倍地克脾脏，出现肚子胀、不想吃饭等一些消化道症状。所以日常生活中经常会见到某个人在饭点前被惹生气了，旁边人喊他过来吃饭，他会说气饱了，吃不下，这就是肝克脾的典型表现。大人尚且如此，孩子更容易受影响。所以尽量别让孩子着急生气。某年春天，来我门诊看病的一个小朋友的妈妈告诉我，近几天她家小孩老是无缘无故向家人发火，比如玩得好好的，只要有点不如意的地方就突然开始扔东西、大吼大叫，无论家人怎么哄都哄不好，都不知道这个邪火是哪里来的，以前从没发生过，家里人为此很是发愁。我问她你们最近有没有惹到他，妈妈回答说就前几天给他拿玩具拿了好几次都不是他想要的就发了一顿火，后来几天就经常生气发火。过了一会儿孩子由姥姥抱了过来，姥姥说孩子平常可愿意来我这里了，今天在来的路上却闹腾了一会儿。

我首先观察到这个孩子的嘴唇特别红，一看就是上火的症状，接着又问了这几天孩子的食欲、睡眠、大小便等情况，姥姥回答这几天孩子食欲不大好，吃东西吃得也不多，睡觉也不踏实，老是翻来覆去的，大便有点偏干。我问完情况就知道这孩子八九不离十是肝火太旺，所以我和家长交代这几天可千万别惹这小祖宗了，免得这邪火越烧越旺。我先给他用的穴位是清肝经 500 次来清泻肝火，清天河水 500 次来滋阴清热，再加上一个健脾理气的按弦搓摩 300 次，推了三天左右，孩子情况就稳定了。

清肝火穴：清肝经 300 ~ 500，清心经 300 ~ 500，按弦走搓摩 50 ~ 100。

推拿时间：5 ~ 10 分钟。

肝火旺孩子的药膳

中医讲，肝主生发，意思是身体的旺盛生长是由中医说的肝负责的，处于生长发育最快时期的孩子，自然容易肝有余。这也是孩子发烧体温高到一定程度，就容易抽风的原因，等他们发育成熟一点，这个问题就逐渐消失了。因此，通过食物的调整帮助孩子清解一下有余的肝气，可以减少肝有余导致的各种问题。

冰糖菊花茶

菊花是入肝经的，其中的白菊花可以柔肝阴，肝阴足了肝火就小了，所以白菊花是很平和的清肝食物，配上冰糖的清凉，喝起来味道清香，是很容易被孩子接受的清肝食疗办法。

菊花分白菊花、黄菊花、野菊花。野菊花最苦寒，适合热毒很重的时候用，可以内服也可以煎水之后用药液熏洗发炎的局部。黄菊花也比白菊花苦，所以不适合孩子常规饮用，除非他的肝火很盛，到了需要服药的程度。

所以一般经验是"黄菊花入药，白菊花入茶"，一般的孩子日常服用，用白菊花就可以了。

白菊花 2 ~ 3 克，冰糖若干，开水冲泡后代茶饮。

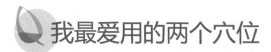

我最爱用的两个穴位

分手阴阳，四横纹

在这里，我不得不说一下小儿推拿的现状。随着二胎政策的开放、家长对物理疗法的认可，小儿推拿的市场越来越火爆了，各式各样的人都看上了这块肥肉，所以各种类型的培训班参差不齐。有些人为了博取眼球，干脆直接说一些东西是自创的，但是实际情况和运用效果就不得而知了。比如说一个食积导致发烧的孩子给她搓涌泉，这不是胡闹嘛。所以家长们一定要注意通过正规途径学习小儿推拿。其实小儿推拿的特定穴位并不多，只有 90 多个，所以你会发现给孩子看病的时候用来用去的穴位都很眼熟。虽然对不同疾病的治疗可能都用了某个穴位，但是我所采用的操作手法以及使用该穴位的目的有可能是不一样的。就像古人在《推拿代药赋》里讲的："寒热温平，药之四性；推拿揉掐，性与药同。用推即是用药，不明何可乱推。"例如我治疗消化系统疾病经常会用到四横纹这个穴位，我在用的时候有时用的是推法，有时用的是掐法，为什么呢？就是因为掐四横纹我所用的是它清热散结的功效，而推四横纹我取的是它调和气血的功用，所以每一个穴位的使用你都要明白它的采用原理。怎么用？关键得弄明白咱们中医说的辨证论治，通过详细准确地询问病史，判断孩子是何种疾病，什么原因导致疾病发生的，发生疾病的机制又是什么，然后"对证"下方。你比如说咱们常见的食积发热，你首先得搞清楚这个孩子发烧的原因是吃多了，导致胃肠不能正常工作，食物堆积在胃肠道里面排不出去，一段时间后可不就发烧了。这个时候咱们就得将堆积在体内的食物残渣通过大便排出去，发烧的主要原料没了热就自动退了。咱们可以选用分腹阴阳、顺摩腹、天枢来消积导滞，在此基础上再加上退六腑、清大肠来清内在脏腑的热。到了后期热退了之后还要注意调理脾胃，这个时候咱们就可以选用补脾经、推四横纹、顺摩腹等穴位来调理。小孩在生病后脾胃很容易受损，要过一段时间才能完全恢复过来。所以这个阶段饮食上也要注意吃些清淡、好消化的食物。俗话说治病"三分治七分养"是很有道理的。

除了前面说到过的四横纹，分手阴阳也是我目前在临床上常用的穴位之一。任何一个疾病的发生都是阴阳的失衡所致，所以我通常选择应用这个穴位来平衡阴阳。咱们中医有本古书叫《黄帝内经》，这本书是学中医的人都应当学的，它其中就说到"阴平阳秘，精神乃治"，什么意思呢？通俗点讲就是人体只有在阴阳平衡的状态下，致病因子才不会导致你生病。由此可见维持阴阳的平衡是多么重要。

因此看病并没有想象中那么简单，看病的过程对一个医生来说既是对其临床思维、临床水平的考验，也是一种经验积累的过程。